桂派名老中医·学术卷

U0273974

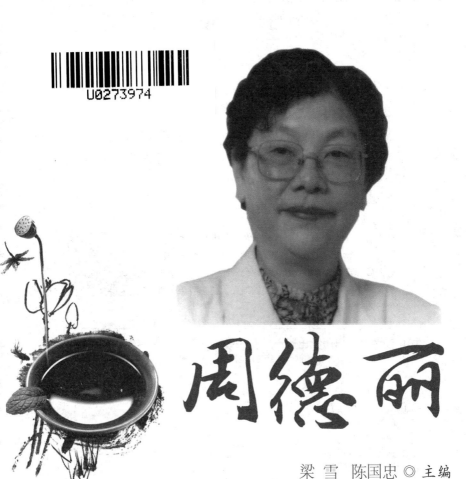

周德丽

梁 雪　陈国忠◎主编

中国中医药出版社

·北 京·

图书在版编目（CIP）数据

桂派名老中医.学术卷.周德丽/梁雪，陈国忠主编.—北京：
中国中医药出版社，2021.12
ISBN 978－7－5132－5989－7

Ⅰ.①桂… Ⅱ.①梁… ②陈… Ⅲ.①中医临床—经验—
中国—现代 Ⅳ.① R2

中国版本图书馆 CIP 数据核字（2019）第 289336 号

融合出版数字化资源服务说明

本书为融合出版物，其增值数字化资源在"医开讲"平台发布。

资源访问说明

扫描右方二维码下载"医开讲 APP"或到"医开讲网站"
（网址：www.e-lesson.cn）注册登录，输入封底"序列号"
进行账号绑定后即可访问相关数字化资源（注意：序列号只
可绑定一个账号，为避免不必要的损失，请您刮开序列号立
即进行账号绑定激活）。

中国中医药出版社出版

北京经济技术开发区科创十三街 31 号院二区 8 号楼
邮政编码 100176
传真 010 64405721
保定市西城胶印有限公司印刷
各地新华书店经销

开本 880×1230 1/32 印张 8.25 字数 162 千字
2021 年 12 月第 1 版 2021 年 12 月第 1 次印刷
书号 ISBN 978－7－5132－5989－7

定价 39.00 元
网址 www.cptcm.com

服 务 热 线 010-64405510 微信服务号 zgzyycbs
购 书 热 线 010-89535836 微商城网址 https://kdt.im/LIdUGr
维 权 打 假 010-64405753 天猫旗舰店网址 https://zgzyycbs.tmall.com

如有印装质量问题请与本社出版部联系（010-64405510）

"广西老中医药民族医药专家宣传工程"
工作委员会

桂派名老中医·学术卷

《周德丽》编委会

主　编　梁　雪　陈国忠

编　委　（按姓氏笔画排序）

杨　勇　夏李明　曾　光

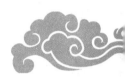

李 序

　　广西是我国中医人才辈出、中药资源丰富的省份之一。系统挖掘整理广西地区国家级名老中医经验，是中医药薪火相传、创新发展的源泉，培养后继人才的重要途径，也是中医药教育有广泛现实意义的一项重要工作。

　　《桂派名老中医·学术卷》是我区自新中国成立以来较为系统的一套汇集所有国家级名老中医学术经验的专辑。这些老一代中医工作者弘扬国医，自信自强，大医精诚，堪为榜样。书中汇集了以"国医大师"班秀文为代表的一批医术精湛、德高望重的名医名家的学术思想与经验，从学术思想、临床经验、医德医风与治学等方面介绍了他们所取得的学术成就，从不同角度反映了他们成长的历程，展现了其对所擅长疾病的真知灼见与临证心得体会。精辟的见解，给人以启迪，足资效法，堪为轨范。本套丛书的出版，有助于激励中医药后继者深入研究和精通中医药学，有助于当代名中医的成长，有利于继承和发扬中医药的特色优势，弘扬广西地方名医学术思想，进一步提高广西中医药地位。我们应当继续深入做好对广西中医药、广西民族医药的发掘和整理提高工作，保存和发扬中医药特色与优势，推动传承与创新，弘扬中医药文化，加强中医药人才队伍的建设，加强中医药科学研究，加快名老中医的经验、学术、技能、文献等抢救工作的步伐，推进中医药理论和实践创新，为促进中医药、民族医药事业作出新的更大的贡献。

广西壮族自治区副主席　李康

2010 年 12 月

王 序

　　中医药是中华民族的瑰宝，在我国各族人民长期的生产生活实践和与疾病做斗争中逐步形成并不断丰富发展，为中华民族的繁衍昌盛作出了重要贡献，作为中国特色医药卫生体系的重要组成部分，至今仍在维护人民健康中发挥着独特作用。中医药天地一体、天人合一、天地人和、和而不同的思想基础，整体观、系统论、辨证论治的指导原则，以人为本、大医精诚的核心价值，不仅贯穿于中医药对生命、健康和疾病的认知理论与防病治病、养生康复的临床实践，而且深刻地体现了中华民族的认知方式、价值取向和审美情趣，具有超前性和先进性。随着健康观念变化和医学模式转变，中医药越来越显示出其宝贵价值、独特优势和旺盛的生命力。

　　广西地处岭南，中医药、民族医药资源丰富。历史上，无数医家博极医源，精勤不倦，为中医药和民族医药发展作出了积极贡献。广西广大中医药和民族医药工作者认真继承，加快创新，涌现出一批治学严谨、医德高尚、医术精湛的全国名老中医。为了展示他们的风采，激励后学，广西壮族自治区卫生厅组织编写了《桂派名老中医》丛书，对"国医大师"班秀文等28位全国名老中医做了全面介绍。传记卷记录了名医的成长历程、诊疗实践和医德医风，学术卷展示了他们的学术思想和临证经验。这套丛书的出版，不仅有利于读者学习"桂派名老中医"独到的医技医术和良好的医德医风，也将为促进广西中医药和民族医药的传承创新起到重要作用。

随着党和国家更加重视中医药，广大人民群众更加信赖中医药，国际社会更加关注中医药，中医药事业迎来了良好的发展战略机遇期。衷心希望广大中医药和民族医药工作者抓住机遇，以名老中医为榜样，坚持读经典，跟名师，多临床，有悟性，弘扬大医精诚的医德医风，不断成长进步，为我国中医药事业发展作出新的更大的贡献。

中华人民共和国卫生部副部长
国家中医药管理局局长 王国强

2011 年 1 月

前　言

　　中医药、民族医药是我国各族人民在几千年生产生活实践和与疾病做斗争中逐步形成并不断丰富发展的医学科学，为中华民族的繁衍昌盛作出了重要贡献，对世界文明进步产生了积极影响。新中国成立特别是改革开放以来，党中央、国务院高度重视中医药工作，中医药事业取得了显著成就。

　　广西地处祖国南疆，是全国唯一同时沿海、沿边、沿江的省区，是西南地区最便捷的出海大通道。广西中草药资源丰富，中草药品种居全国第二位。广西是壮、汉、瑶、苗、侗、仫佬、毛南、回、京、彝、水、仡佬12个民族的世居地，其中壮族是我国人口最多的少数民族。在壮、汉等各民族文化的滋养下，广西独特的区位优势和丰富的药材资源，孕育了"桂派中医"这一独特的中医流派，在全国中医行业独树一帜，在东南亚地区也具有广泛影响。

　　近年来，在自治区党委、政府的正确领导下，广西中医药、广西民族医药事业蓬勃发展，百家争鸣，百花齐放，名医辈出，涌现了以"国医大师"班秀文为代表的一大批"桂派中医"名家，他们数十年如一日地奋斗在临床、科研、教学一线，以高尚的医德、精湛的医术赢得了广大人民群众的赞誉。"桂派名老中医"是"桂派中医"的代表人物，在长期的医疗实践中，他们逐渐摸索总结出具有广西特色的一整套方法和经验，为广西中医药、民族医药发展作出了独特的贡献。

为弘扬"桂派名老中医"全心全意为人民群众服务的奉献精神，大力营造名医辈出的良好氛围，调动广大中医药、民族医药工作者的积极性，在广西壮族自治区人民政府和国家中医药管理局的大力支持下，广西实施了"国医大师"班秀文等老中医药、民族医药专家宣传工程，《桂派名老中医》丛书就是该工程的成果之一。丛书分为学术卷和传记卷。学术卷在发掘、整理"桂派名老中医"学术思想和临床经验的基础上，筛选出第一批名老专家，将他们数十年的临床体会和经典医案进行系统梳理提炼，旨在全面总结他们的医学成就，为繁荣中医药学术、促进中医药事业发展作出贡献；传记卷由专业作家撰写，主要记录"桂派名老中医"的人生经历和成才轨迹，弘扬他们大医精诚的精神，希望能借此探索中医名家的成长成才规律，为在新形势下构建中医药人才的培养体系提供借鉴。

由于时间紧迫，书中错漏在所难免，恳请读者批评指正。

广西壮族自治区卫生厅

广西壮族自治区中医药管理局

2010 年 12 月

内容提要

　　周德丽教授是第四批全国老中医药专家学术经验继承工作指导老师，擅长治疗脾胃病和肿瘤疾病，中西医融会贯通，临床上有独到的经验。全书通过医家小传、专病论治、诊余漫话等内容，比较系统、翔实地阐述了周德丽教授的辨证思想、用药配伍技巧和临证经验。

　　本书内容均来源于临床实践，既有诊病思路、组方配药，又有跟师医案、医案总结及老师点评，贴近临床，便于读者充分领悟周德丽教授的辨病诊疗经验及用药特点。本书适合从事中医临床的专科医师及中医爱好者阅读。

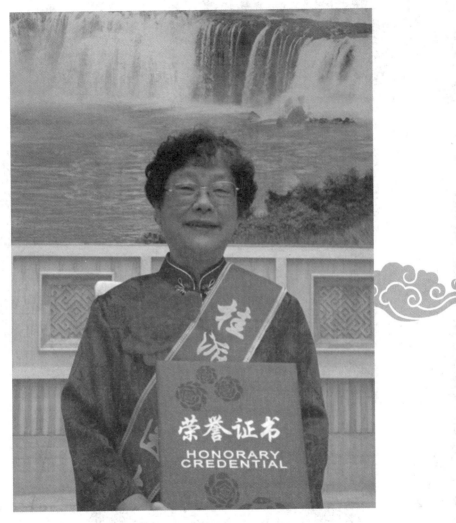

周德丽教授

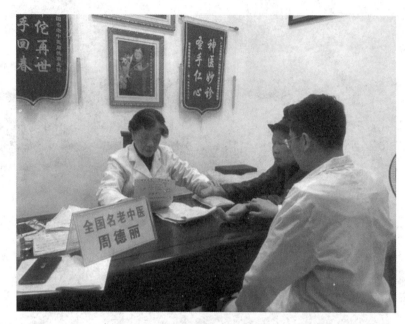

周德丽教授为患者诊病

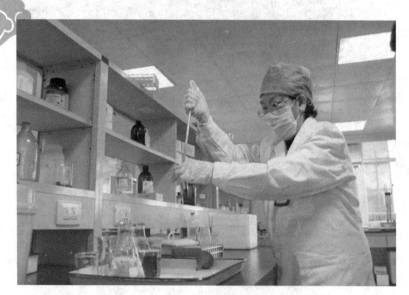

周德丽教授在实验中

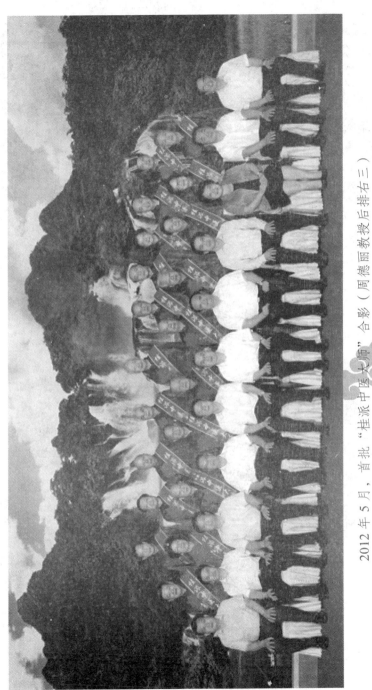

2012 年 5 月，首批 "桂派中医大师" 合影（周德丽教授后排右三）

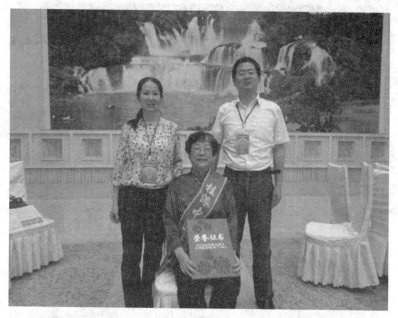

周德丽教授与徒弟梁雪（左一）、陈国忠（右一）合影

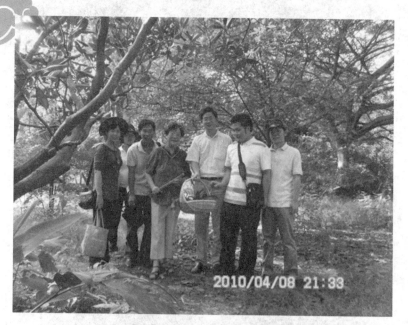

周德丽教授（中）和徒弟、学生实地采药

目　录

医家小传

周德丽，女，中医内科主任医师，教授，全国名老中医，硕士研究生导师，第四批全国老中医药专家学术经验继承工作指导老师，从事中医内科临床和科研工作50余年，尤擅消化性溃疡、胃食管反流病、胃癌癌前病变及肿瘤的中医药治疗。

周德丽教授于1940年10月7日出生于文化古城广西壮族自治区桂林市的一个大家庭里。因周边学习氛围浓厚，周德丽教授耳濡目染，从小就热爱学习，且成绩优异。桂林市的老百姓历来信奉中医，在小儿麻疹流行时期，天未亮，桂林市中医医院的门口就排起了长队，中医治病的疗效可谓家喻户晓。幼时的周德丽常跟小伙伴到野外山坡采草药，也学会了一些草药治病的方法，如芙蓉花叶捣烂了敷疖子，辣蓼草用来治红白痢，马齿苋用来治泄泻等。有一次，一位邻居高热狂暴，母亲将祖传的犀牛角借与邻居磨犀牛角水，治好了邻居的病。古城浓浓的文化底蕴及中医药的神奇疗效在她幼时的心灵中刻下了深深的烙印。

在慈母的言传身教下，周德丽教授从小就富有同情心，并对医学神往。1960年，周德丽教授考取了广西中医高等专科学校（现广西中医药大学），开始步入中医的殿堂，立志成为一名为人民服务的中医师。周德丽教授在高等学府的殿堂里系统学习经典著作《黄帝内经》《伤寒杂病论》《温病条辨》等，奠定了深厚的中医学基础。周德丽教授认为，汉代张仲景的《伤寒杂病论》继承了《黄帝内经》的理论，并将其贯穿到外感病和内伤杂病的辨证论治的全过程，从病因、病机、辨证、立法、方药及预后等

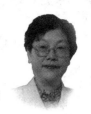

方面对六经病证、杂病、妇人病、疟疾等进行了系统的论述。张仲景制定的系统而严谨的脾胃病治法，如"建中"益胃法、"理中"温脾法、"泻心"消痞法、"承气"降胃法、"清胃"保津法、"养阴"益胃法等，对周德丽教授论治脾胃病扶正祛邪三步骤有很深的影响。清代医家叶天士在《温病条辨》中创温病卫气营血辨证，吴鞠通在《温热经纬》中创三焦辨证，都对周德丽教授治疗脾胃病有重要的指导意义。

1964年，周德丽教授到柳州市人民医院实习，师从名老中医黄惕生、叶春。特别是跟随黄老学习的过程中，周德丽教授受益匪浅。黄老出生于中医世家，精通中医经典和各家学说，善治脾胃病，自拟逍遥散验方，为逍遥散去当归、生姜，加海螵蛸、陈皮、半夏、神曲、鸡内金、党参而成。黄老的临床经验对周德丽教授启发很大，她创立治胃病三步法，创制治胃病八方，用来治疗消化系统难治病证，如难治性消化性溃疡、胃食管反流病、胆汁反流性食管炎、胃癌癌前病变、胃癌、十二指肠腺癌等，常取得满意的疗效。

1965年，周德丽教授以优异的成绩毕业，分配到南宁市邕宁区人民医院中医科。在基层医疗工作中，她跟随当地很有威信的3名老中医出诊，学习内、外、妇、儿等科的诊治经验，用中药治疗疑难杂症，多有奇效。在此过程中，周德丽教授开始了临床经验的积累。例如，谢平熙老中医用降气散外敷脐部治疗手术后患者腹胀不排气，敷药后患者肠鸣音恢复，顺利排便，腹胀解除。周德丽教授后来将降气散用于肿瘤术后胃动力不恢复、肠粘连、肝硬化及肝腹水患者，常收到良好的疗效。

1966年，乙型脑炎流行，卫生局防疫站在当地医院成立乙脑病房，周德丽教授运用温病卫气营血辨证理论对乙脑患儿进行治疗，挽救了38名幼儿的生命。同年，周德丽教授跟随药农到深山采药，学习中草药的辨认、加工知识及使用方法，对植物本草治病有了进一步的了解。在后来的行医过程中，她经常自行加工中药，自制膏、丹、丸、散等方药用于临床。

1967年，周德丽教授到广西中医学院（现广西中医药大学）进修，学习正骨和痔瘘的治疗方法。1970年，周德丽教授回到邕宁区人民医院开展中医骨伤的治疗工作，用学到的知识治疗骨折，并创办痔瘘手术室，用手术治疗痔瘘、红药膏治疗肛门疾病，深受群众欢迎。1971年，周德丽教授调到柳州钢铁厂职工医院〔现广西钢铁（集团）公司职工医院〕。这一时期，她将学到的经验结合中西医理论，用于治疗危重疑难杂症，每获奇效，声名鹊起。同时，周德丽教授撰写多篇专业论文，并在学术期刊上发表。1973年，周德丽教授当选柳州市中医药学会常务理事、柳州市中医院内科学组组长；1978年晋升为柳州市第一批中医内科主治医师，师从吴敏老中医，学习吴老用活血法治疗多种疾病的经验，如急性肝炎（甲肝）、妇科病、脑瘤等。

1981年，周德丽教授加入中国共产党。1983年，周德丽教授参加广西中医学院经典著作学习班，在全国第一批

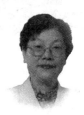

名老中医班秀文、林沛湘、秦家泰等人的教诲下，深入学习中医经典理论。结业后，周德丽教授在柳州市中医学会组织的全市中医经典著作学习班兼职教学工作，深受学生的欢迎。与此同时，她的临床实践能力有了更大的提升。在临床上，她遵从张仲景查脉辨舌之说，分辨阴阳虚实，对《金匮要略》中的消化系统疾病及疑难重症的辨治运用自如，尤其擅长运用大柴胡汤治疗急性阑尾炎、急性胆囊炎，大小承气汤合调胃承气汤治疗便秘，己椒苈黄丸治腹水，泻心汤治疗胃炎、胃溃疡等。根据张仲景之法、李东垣等各家学说及现代研究成果，她制定出治胃三步法和治胃八方，经常在学习班结合教学传授经验。

　　1986年，周德丽教授晋升为副主任医师、中医科主任，创立柳钢医院中医病房，设急诊中药制剂，带领全科研制中医急症所用的膏、丹、丸、散等，制定收治范围、中医抢救措施，收治中医常见病和多发病患者，建立中医病房值班制度，组织年轻中医师深入研讨中医诊疗特色，突出针灸、推拿、按摩、中药内服、中药外敷等内外结合治法，成立气功班、太极拳班，倡导中医治未病理念。1988年，周德丽教授调到广西中医学院第一附属医院（现广西中医药大学第一附属医院），任内三科副主任，开始在科内开展肿瘤舌象的研究工作。1991年，周德丽教授任医务科科长、南宁市中医药学会理事。1993年，为创建三级甲等医院，周德丽教授担任医务部、科技部、医疗设备部3个部门的部长，协调全院医疗科技设备的引进和完善工作。1994年，周德丽教授晋升为中医内科主任医师，并担

周德丽

任《广西中医药》杂志编委。1997年，周德丽教授的"海参猴桃液对免疫杀伤细胞的正向调节研究"课题获广西壮族自治区卫生厅重点资助立项，并于2000年荣获广西壮族自治区卫生科技进步三等奖。

2000年，周德丽教授参加国际传统医药大会、全军免疫学学术会议、全国肿瘤生物治疗大会，被聘为广西中医学院第一附属医院肿瘤学术带头人，从事癌前病变的研究。2001年，周德丽教授被评为广西名老中医，第五批、第六批广西中医学院传统中医班师带徒导师。2008年，经人事部（现人力资源和社会保障部）、卫生部（现国家卫生健康委员会）和国家中医药管理局遴选，周德丽教授被确定为第四批全国老中医药专家学术经验继承指导老师。2011年11月，广西中医学院第一附属医院为表彰周德丽教授为医院发展做出的突出贡献，特授予其"终身荣誉奖"。2012年5月，广西壮族自治区卫生厅、广西壮族自治区人力资源和社会保障厅授予周德丽教授首批"桂派中医大师"称号。

专病论治

脾胃病

在消化过程中，脾胃既有具体分工，又有密切合作。脾主运化，升清，为气血生化之源；胃主受纳和腐熟水谷，主降浊。

《素问·经脉别论》曰："食气入胃，散精于肝，淫气于筋……饮入于胃，游溢精气，上输于脾；脾气散精，上归于肺；通调水道，下输膀胱。水精四布，五经并行。"其论述了脾的升清、消化吸收、运化水湿的功能。

《黄帝内经》将食物在胃气的作用下进行消化的过程称为腐熟，将食物在胃的消磨下成为乳糜状态以便吸收形象地描述为"中焦如沤"。胃接纳腐熟水谷精微，脾再进行运化，其全身精气之清者，输布于肝，濡养筋爪；其浊者归心，浊者指稠厚的谷微物质（血和血浆），输送于脉，流注于肺，并进一步经心肺百脉运送于周身。水饮入胃后，其精气亦由脾上输于肺，再由肺通调水道，下输于肾与膀胱，由之分别清浊，浊中之清者，上归于肺，由肺出发到全身，浊中之浊者，由膀胱排出，达到水精四布于肢体、五经并行于周身的正常生理状态。在此过程中，中心问题是脾的升清、胃的受纳。有胃中阳气才能有纳谷的动力，行"仓廪之官"的功能，腐熟水谷，传送糟粕下行排出体外。脾阳振奋才能使水谷精微"归于心""输于肺"，由之分清泌浊；清升浊降才能水精四布，五经并

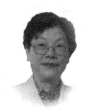

行。在这一消化吸收的全过程中，脾胃的功能是互相保持平衡、相反相成的，没有胃的纳谷腐熟就没有脾的运化升清，没有脾的运化升清就没有胃的受纳和腐熟。临床上，胃动力不足，不思饮食，患者就无排便，消瘦无力，体质虚弱；如劳役过度损伤脾胃，脾阳不足，脾气虚弱，也会不思纳谷，食入则胀，肢倦便溏，言语无力。因此，脾胃功能正常，"水谷气血之海"旺盛，患者才能恢复正常。临床上，调理脾胃气机是重点。

慢性胃炎和消化性溃疡

慢性胃炎及消化性溃疡是消化系统常见病、多发病，具有反复发作的特点。胃镜检查提示胃黏膜充血、水肿、平坦或隆起糜烂，或局部见溃疡病灶等特征。西医学认为，幽门螺杆菌（Hp）和非甾体抗炎药（NSAID）是慢性胃炎及消化性溃疡的常见病因，目前西医治疗以根治幽门螺杆菌、保护胃黏膜为主。

慢性胃炎及消化性溃疡根据其临床表现属中医学"胃痛""痞满"等范畴。临床表现主要为上腹不适、饱胀、钝痛、烧灼痛、胀痛、刺痛、隐痛、剧痛，伴食欲不振、恶心呕吐、泛酸嘈杂、嗳气等症状。其病机为气滞、气郁、湿热、瘀阻及脾（胃）虚。按中医理论将慢性胃炎、消化性溃疡分为8个类型进行辨治：寒邪客胃型、饮食伤胃型、肝气犯胃型、湿热中阻型、肝郁脾虚型、瘀血停胃型、胃阴亏耗型、脾胃虚寒型。

鉴于地域因素及生活环境因素，根据其临床表现，周德丽教授将慢性胃炎及消化性溃疡分为两大类型：一类发病时间较短，起病在1～3周内，多见于肝郁脾虚型。脾虚是本，再有肝胆湿热横逆犯胃，其胃脘疼痛较剧、较急，表现为泛酸嗳气，口苦口干，胃脘嘈杂，烧灼感，痛引胸胁和背心，纳差，大便干结或滞下，舌质深红、苔黄腻，脉弦滑；查体胃脘压之痛剧，胆囊区叩击痛。一类发病期较长，起病反复3年以上，多见于脾胃虚寒型。时愈时发，反复发作，上腹隐痛，饥饿时痛多或有饱胀感。疼痛无明显泛酸者多见于胃溃疡、十二指肠溃疡。病情反复，甚则伴有幽门或十二指肠球部变形梗阻。由实证转为虚寒证的患者，病程多在20年以上，除肝郁脾虚的症状外，更兼脘腹怕冷，喜温喜按，四肢欠温，面色萎黄，纳差，便溏；兼寒湿者，大便前脐腹疼痛，肠鸣辘辘，舌淡有齿印，苔白或白滑，脉沉细弱。

【治疗思路】

（一）辨证论治

1.肝郁脾虚型

治则：疏肝理气制酸，健脾护膜助动，清胃杀菌消炎。

方药：逍遥散验方加减。

柴胡6g，海螵蛸20g，浙贝母12g，白芍12g，党参12g，白术10g，茯苓10g，甘草10g，木香6g，陈皮6g，郁金10g，法半夏10g，紫花地丁15g，蒲公英15g，神曲10g，薄荷6g。配方颗粒，每日1剂，水冲服。

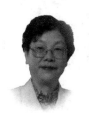

组方思路：逍遥散验方来源于《太平惠民和剂局方》的逍遥散，经周德丽教授之师黄惕生老中医加减而成。该方是逍遥散去当归、生姜，加海螵蛸、陈皮、半夏、神曲、鸡内金、党参而成。逍遥散本是用于肝郁血虚之妇人诸疾，前贤汪讱庵将逍遥散推广运用于治呕吐吞酸、胸胁疼痛，加减运用，无不获效。今胃脘痛之吞酸是由于木旺。《素问·金匮真言论》云："东方青色，入通于肝……其味酸。"酸属木，木旺则吞酸。木旺土虚，土虚故得食痛减。土虚而血不曾虚，故本方在逍遥散方中去当归；土虚尚不曾寒，故去生姜。木旺横逆犯脾胃，脾不运化，胃气上逆，气滞而痛。方中党参扶土抑木，白芍柔肝和胃，海螵蛸加强平肝制酸护膜的作用。脾为生痰之源，脾胃一虚，运化受纳升降失常，脾不生津，则饮食停而为痰饮，浊者为痰，清稀者为饮。呕吐酸水清稀者为痰饮，故于方中加入二陈、神曲，化痰饮及食积，又予木香行气，助胃动力恢复。脾胃气虚，肝郁致瘀，用郁金于理气中活血，令气血条达。方中加入蒲公英、紫花地丁清热消痈，胃肠生溃疡，如人之痈溃烂，必用蒲公英、紫花地丁清热解毒消痈。中医学认为，胆为甲木，具少阳之气，木性喜风，寒则摧萎，温则发生，柴胡配以少量薄荷，辛能发散，木气得伸，土亦得滋，气血调畅，阴平阳秘，精神乃治。现代研究显示，蒲公英、紫花地丁有直接杀灭幽门螺杆菌之功效。现代研究证实，方中所用诸药均有提高胃肠免疫功能，提高胃、十二指肠抗损伤的防御能力，恢复黏膜自身修复能力的作用，从而达到溃疡愈合的

周德丽

目的。

2.脾虚肝胆湿热型

治则：清胆疏肝理气，清胃消炎杀菌，健脾护膜助动。

方药：五味香砂验方合胃舒散加减。

蒲公英15g，紫花地丁15g，川黄连10g，枳壳10g，竹茹10g，白及10g，木香6g，砂仁6g，太子参15g，淮山药20g，茯苓10g，甘草10g，柴胡6g，海螵蛸20g，浙贝母12g，佛手10g，法半夏10g，郁金10g，川厚朴10g。配方颗粒，每日1剂，水冲服。

组方思路：凡名五味者，即五味消毒饮，但周德丽教授喜仅取蒲公英、紫花地丁，寓其解毒消痈之效。若热甚或毒重，再加一味黄连。川厚朴、枳壳合而用之名"胃舒散"，取其使胃舒服之意。川厚朴、枳壳均为理气之品，行而不燥，气得行则脾运，脾运则湿去。五味香砂验方宗温胆汤清泻胆热之意，胃舒散取逍遥散验方疏肝理气行脾之法。本方中以太子参易党参，淮山药易白术。此效法清代吴鞠通治中焦如衡，用药平和中正。甘温易伤胃阴，湿热伤脾胃之气阴，故治病要时时顾护阴液。因此，方中清胆热用五味香砂验方，即不用温胆汤之黄芩而用蒲公英、紫花地丁、川黄连；理气化饮用二陈汤时不用陈皮而用佛手，佛手理气偏滋润轻柔，而陈皮偏辛燥；方中木香、砂仁芳香健脾、理气止痛，用量俱轻，因辛燥之品伤气伤阴也。胆气因清，胃气和平，脾胃健运，疼痛缓解，溃疡愈合。

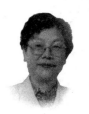

3.脾胃虚寒型

治则：温中健脾，和胃止痛。

方药：逍遥散验方合黄芪建中汤加减。

黄芪30g，甘草10g，党参12g，白术10g，干姜10g，红枣10g，白芍10g，柴胡6g，海螵蛸20g，浙贝母12g，陈皮6g，法半夏10g，茯苓10g，郁金10g，白及10g。配方颗粒，每日1剂，水冲服。

组方思路：黄芪建中汤由小建中汤加黄芪而成。本方为温中补虚之剂，《伤寒论》云："伤寒，阳脉涩，阴脉弦，法当腹中急痛，先与小建中汤。"虚劳病久不愈，营血已耗，中阳虚弱，木来乘土，脾胃失养，发急腹痛。中医学认为，脾胃在五脏生理病理活动中起至关重要的作用。脾胃为后天之本，气血生化之源，居于五脏的中心，若脾胃之气一伤，则其余四脏皆失其所养，《素问·玉机真脏论》认为，脾为"中央土以灌四旁"，即所谓居中央灌四旁者也。脾欲缓，急食甘以缓之。本方为温中补虚之剂，甘温补中，和营卫，通行津液，腹痛自愈。方中甘草、红枣入脾和中，加强缓补之力；白芍酸寒敛阴，柔肝护脾；干姜辛散温胃，能助胃阳；加黄芪、党参建中和营以灌四旁。逍遥散是治疗肝脾的常用方剂，用于治疗血虚肝郁者。《素问·金匮真言论》有云："东方青色，入通于肝。"东方肝木为生生之气，肝郁则害脾。方中柴胡升阳散郁，合白芍以疏肝；白术、甘草合中益脾，培土扶木；茯苓、法半夏利湿助白术、甘草；郁金清肝解郁；陈皮暖胃祛痰；海螵蛸、浙贝母护胃。全方辛甘化生阳，酸甘化生阴，使脾胃健、营卫通，补脾土以灌四旁，诸症自愈。

（二）慢性胃炎、消化性溃疡患者的饮食调护

在服用中药的同时，合理饮食可起到配合治疗、预防复发的作用，故患者应重视和严格遵守饮食宜忌。许多溃疡病患者如能严格执行忌口，注意饮食健康，将能顺利完成治疗，达到溃疡如期愈合的目的，甚至胃、十二指肠变形也能恢复正常。有些患者不注意饮食宜忌，则溃疡迁延不愈，症状无缓解，甚至刚愈合症状又复发，形成难治性溃疡，病情由顺转逆。

针对脾胃病发病的病因病机，患者首先要调整以往不正确的生活习惯、不健康的饮食习惯：①劳逸适度，不要在饥饿中强力劳动。如长时间野外劳作不能按时进餐，要适当进食后再作业，不可等到工作完成了才吃饭。上夜班者下班后最好先进食再休息，尽可能不要使脾胃长时间空着，以免脾胃受伤，造成胃病。如常在室内工作者要注意加强运动，不可过度安逸，《素问·宣明五气》曰："久坐伤肉。"久坐脾胃气机阻滞，脾不健运，胃不思纳谷和腐熟，脾胃之病由生，脾病累及肝胆，脂肪肝、肝内胆管结石形成，肝胆脾胃互相影响，疾病复杂多变，治疗困难。②切忌恣食肥甘厚腻、辛辣炙煿之品，以免脾胃湿热内蕴，损伤络脉，土壅木郁，肝胆气逆克土，肝胆脾胃同病。③脾胃病不宜进食酸性和发酵致酸的食品，忌咖啡、酒类、香烟等能刺激胃酸分泌之物。

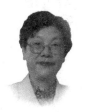

【临床验案】

验案1：石某，女，39岁。初诊日期：2009年9月20日。

主诉：腹部反复疼痛6年，加重1周。

现病史：患者自诉6年来反复脐周部疼痛，伴泛酸，多在进食后2～3小时发作，每次持续1～2小时，少量进食可缓解，进食生冷不消化食物易诱发。曾到广西医科大学就诊，胃镜检查确诊为十二指肠球部溃疡，服奥美拉唑、L-谷氨酰胺呱仑酸钠颗粒（麦滋林）等疼痛减轻。1星期前无明显诱因出现脐周烧灼痛，伴泛酸，乏力，全身出汗，咳嗽痰多，色黄，纳寐差，小便色黄，大便不畅，2～3日1次，月经带血块。自行服奥美拉唑，每次1粒，1日服药2次，虽有所好转，但仍觉不适。遂来我科就诊。

体格检查：血压110/70mmHg，神清，精神不振，舌红苔黄质厚，脉细滑数。心肺查体无特殊，全腹平软，脐周轻压痛，无反跳痛，肠鸣音正常。

辅助检查：我院未查。

中医诊断：胃痛（肝胆湿热兼脾气阴两伤）。

西医诊断：十二指肠球部溃疡。

治则：清热除湿，行气健脾。

方药：五味清胆验方合养阴四君子汤加减。

蒲公英15g，紫花地丁15g，川黄连6g，川厚朴10g，茯苓10g，郁金10g，枳壳10g，太子参15g，淮山药10g，海螵蛸10g，浙贝母12g，白及10g，竹茹10g，甘草15g，柴胡6g。配方颗粒，3剂，每日1剂，水冲服。

二诊（2009年9月23日）：服药后，脐部仍偶有灼痛，乏力有所好转，食欲明显增加，咳嗽亦明显减轻，小便正常。继续上方治疗，配方颗粒，3剂，每日1剂，水冲服。观察病情。

三诊（2009年9月27日）：服药后，脐部偶有不适，无乏力，亦无咳嗽，食欲旺盛。在上方的基础上去竹茹，加神曲、麦芽助消化。配方颗粒，3剂，每日1剂，水冲服。预防患者食积，以免造成病情反复，嘱患者忌食生冷食物。

四诊（2009年10月3日）：患者已无明显不适。嘱其不适时随诊。

按语及体会：胃痛早期病位单一，主要在胃，发展日久常累及肝脾，所以胃脘痛治疗的重要法则除了调和脾胃外，还要疏肝利胆，使气机条达，这也是保持脾胃之气升降正常的重要条件。本案除了病变累及到肝脏外，还有明显的热象，所以除了疏肝健脾之外，还要适当地加入清热之品，予川黄连清肝火、降胃火。本案患者饮食失节，饥饱无度，使脾胃损伤，脾虚则肝木乘之，再加精神紧张焦虑，肝失疏达，气机郁滞，久则气郁化火，肝火犯胃，脾失运化，胃失受纳。一诊后胃火得降，气机得调，症状缓解。二诊药症合拍，服药后症状即缓解。

周德丽点评：本案患者的诊断应为胃脘痛，证属肝胆湿热犯胃兼脾胃虚弱型。五味清胆验方由五味消毒饮、温胆汤、逍遥散、枳术散、四君子汤加减而来。方中柴胡疏肝；海螵蛸平肝制酸、护膜；枳壳等理气助动、除痞消胀；太子参、淮山药、茯苓、甘草健脾益气，恢复健运；

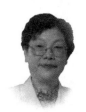

白及护膜生肌。五味消毒饮之蒲公英、紫花地丁清热解毒，治胃黏膜之溃疡痈肿；竹茹清热痰兼清胆火。全方共奏疏肝清胆制酸、杀菌护膜助动、健脾益气之功。养阴四君子汤实则在四君子汤的基础上，易党参为太子参，易白术为淮山药。太子参味甘、微苦，归脾、肺经，功可补气生津，适用于脾胃虚弱而不受峻补者。慢病宜缓治，太子参补而不峻，淮山药善补脾之气阴，正适合于此。

验案2：梁某，男，33岁。初诊日期：2009年12月2日。

主诉：进食后呕吐1周。

现病史：近1周来进食后呕吐，自觉有气上冲，头昏，睡眠欠佳，气短，全身乏力，大便3～4日一行，量少。

体格检查：面色苍白，两目无神，面颊凹陷，腹软，上腹压痛，舌质暗淡，苔白，脉弦细涩。

辅助检查：电子胃镜示：十二指肠溃疡球腔变形、球后梗阻；慢性浅表性胃窦炎，Hp（＋）。

中医诊断：胃痛（脾胃虚寒夹肝胆湿热）。

西医诊断：慢性浅表性胃窦炎；十二指肠溃疡球腔变形、球后梗阻。

治则：清热解毒，健脾益气，活血通络。

方药：五味逍遥验方合黄芪建中汤加减。

蒲公英15g，紫花地丁15g，川黄连10g，川厚朴10g，枳壳10g，桃仁10g，红花10g，党参10g，白术10g，茯苓10g，炙甘草10g，郁金10g，陈皮10g，法半夏10g，黄芪15g，木香6g，砂仁10g，干姜6g，柴胡6g，海螵蛸20g，浙贝母12g。配方颗粒，3剂，每日1剂，水冲服。

二诊（2009年12月4日）：服药后，呕吐消失，进食不吐，气上冲少有。现每餐能进食烂饭、面条2两，每日3餐，精神好转，头昏消失，大便先硬后溏。舌红有齿印、苔薄黄，脉细滑。上方加大理气健脾之力，改党参为15g、砂仁为6g，改陈皮为青皮，加佛手，去干姜。

蒲公英15g，紫花地丁15g，川黄连10g，枳壳10g，川厚朴10g，木香6g，砂仁6g，柴胡6g，海螵蛸20g，浙贝母12g，法半夏10g，茯苓10g，佛手10g，郁金10g，炙甘草10g，青皮10g，黄芪15g，桃仁10g，红花10g，白术10g，党参15g。配方颗粒，7剂，每日1剂，水冲服。

三诊（2009年12月11日）：无呕吐现象，右侧腹时有胀满感觉，纳食增加，精神好，大便1～2日一行，量少。舌质红、苔薄黄，脉细滑。改方如下。

蒲公英15g，紫花地丁15g，川黄连6g，枳壳10g，川厚朴10g，木香6g，砂仁6g，柴胡6g，海螵蛸20g，浙贝母12g，法半夏10g，茯苓10g，佛手10g，淮山药20g，太子参15g，郁金10g，甘草10g，黄芪20g，干姜10g，桃仁10g，红花10g，青皮10g。配方颗粒，7剂，每日1剂，水冲服。

四诊（2009年12月18日）：至今无呕吐现象，上腹胀痛时有，纳食增多，大便1～2日一行，量仍少，矢气多。舌质红、苔黄，脉弦细滑。上方去干姜。配方颗粒，14剂，每日1剂，水冲服。

五诊（2010年2月10日）：四诊后，患者私自停药，未够疗程。2010年2月上旬病情复发，遂来诊。呕吐食物1周，反酸，大便3日未解，腹软，上腹压痛。拟方：五味香

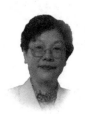

砂验方加青皮10g、桃仁10g、黄芪20g、干姜10g。

六诊（2010年3月5日）：服药后，反胃少，上腹痛消失，纳食尚可，大便2日一行，量少。舌质红、苔薄黄，脉细。

坚持服药4周后，嘱继服四君子合剂调理善后4周，至今未发。复查^{14}C呼气试验阴性。电子胃镜检查：慢性浅表性胃窦炎；十二指肠瘢痕期溃疡。

按语及体会：Hp是导致消化系统疾病反复发作，迁延不愈的主要原因。临床特点为慢性周期性发作，节律性疼痛，泛酸，嗳气。目前西医治疗以制酸、解痉止痛、增强胃黏膜屏障保护为主，近期疗效好，但复发率高。根除Hp是减少复发率的有效治疗方法。本案患者发病多日，毒邪未清，脾虚而肝胆湿热，邪阻胃络，损伤脾胃正气，致胃络失养，气机不利，瘀阻胃络，不通则痛。辨证为脾胃虚寒，方中以黄芪健脾补气，干姜散寒止痛，陈皮、佛手理气，服药后脾健气渐复。气为血帅，气行血行，瘀肿缓解，呕吐消失。针对Hp感染，以蒲公英、紫花地丁清热解毒杀菌，另予桃仁、红花活血通络消瘀，解除梗阻，药症合拍，症状缓解。另外，注意不同病变阶段芳香理气药运脾理气的同时伤阴亦明显，故用之宜慎。当患者苔转黄，说明脾胃由虚寒转热象，故去干姜，注意舌脉对疾病转归的反映。

周德丽点评：梗阻是消化性溃疡的并发症之一，中医学认为，久病必瘀，溃疡反复发作，气滞血瘀，瘀血内阻或脾胃虚寒，涩而成瘀，瘀结于胃的上口则变生噎膈，瘀结于胃的下口则变生呕吐、反胃。治疗上要酌情应用活血通络的药物，并针对病因治疗，使用清热解毒的药物。现代研究显示，清热解毒药有杀Hp的作用。本人总结多年临床经验，制定出治消化性溃疡的"三步骤"——疏肝清胆以制酸，清热解毒以杀菌，益气健脾护膜助动。临证常用此法治疗，每获良效。

验案3：刘某，男，29岁。初诊日期：2009年3月9日。

主诉：反复呃逆2年，加重1月余。

现病史：患者于2007年春开始时感胃脘隐痛，按之似包块，便秘，无腹胀，未予治疗。2008年，胃脘持续疼痛，嗳气吞酸，呃逆，嗳气始舒。曾按胃炎治疗数月，后诊断为胃神经官能症，经中西医治疗，时痛时缓，迁延至2009年春，病情逐渐加剧。1个月来症状加重，今来诊。现症见：呃逆，呃声洪亮有力，嗳气始舒，口臭，烦渴，多喜冷饮，脘腹满闷，大便秘结，小便热赤。

既往史：平素喜辛辣、烟酒。

体格检查：神清，精神欠佳，面色不荣，形体消瘦，舌红、苔黄燥，脉滑数。心肺检查无特殊，全腹平软，无压痛及反跳痛。

辅助检查：胃镜示：慢性浅表性胃窦炎，Hp（++）。^{14}C呼气试验（++）。

中医诊断：呃逆（胃火上逆）。

西医诊断：慢性浅表性胃窦炎。

治则：清热和胃，降逆止呃。

方药：五味清胆验方合清胃散加减。

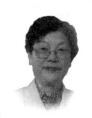

紫花地丁10g，川黄连10g，蒲公英10g，半夏10g，升麻6g，当归10g，牡丹皮10g，生地黄10g，石膏15g，麦冬10g，丁香8g，柿蒂8g。配方颗粒，3剂，每日1剂，水冲服。

二诊（2009年3月13日）：服药后，呃气减少，胃脘痛缓解，大便干。上方加竹叶、生大黄清泻胃火通腑，再服5剂。

三诊（2009年3月19日）：呃逆止，食欲增加，大便通畅，精神好转。继守上方，服5剂巩固，嘱忌生冷。

按语及体会：《景岳全书》曰："皆其胃中有火，所以上冲为呃。"证属足阳明，乃燥热与胃气相搏于中脘以致上逆而呃，故宜分清寒热虚实。本例由饮食失节，燥热内生，腑气不行，燥热与胃气相搏于中脘，胃失和降，逆气动膈而致，故以清热和胃、降逆止呃为治则，胃热清，腑气通，呃自止。治疗时虽予五味清胆验方加清胃散，实则重在清胃散之使用。

方中黄连泻心火，亦泻脾火，脾为心之子，与胃相表里也；当归和血；生地黄、牡丹皮凉血养阴而退阳也；升麻升阳明之清阳，清升热降；蒲公英具有广谱杀菌作用；黄连、紫花地丁清热解毒，能直接杀灭Hp。二诊呃气减少，腹痛缓解，大便干，故加竹叶、生大黄清泻胃火通腑。三诊呃逆止，继守上方，服5剂巩固。

周德丽点评：《素问·痹论》云："饮食自倍，肠胃乃伤。"《素问·生气通天论》："高粱之变，足生大丁。"过食辛辣炙煿之品或酒食过度，助湿生热，湿热损伤脾胃，胃气上逆，发为呃逆；胃热则口渴、口臭、喜冷饮；土壅木郁，木旺则吞酸，脾主肌肉四肢，脾虚阴伤则四肢肌肉消瘦、面色不华；舌红苔黄、脉滑数皆胃经实热之象。热者寒之，用清胃止呕之剂可也。

验案4：李某，女，25岁。初诊日期：2009年2月27日。

主诉：反复胃脘疼痛10天。

现病史：患者自诉10天来胃脘疼痛，无嗳气，有泛酸，空腹时加重，易饥，口苦，二便正常。

既往史：平素吸烟、饮酒，应酬过多，脾气较急。

体格检查：神清，精神欠佳，舌质红、苔薄黄，脉弦数。心肺检查无特殊。全腹平软，脐上轻压痛，无反跳痛。

辅助检查：电子胃镜：十二指肠球部溃疡（A1期）；慢性浅表性胃窦炎伴红斑，Hp（++）。

中医诊断：胃痛（肝胃郁热）。

西医诊断：十二指肠球部溃疡（A1期）；慢性浅表性胃窦炎伴红斑。

治则：清肝泻火，和胃止痛。

方药：五味清胆验方合左金丸加减。

紫花地丁15g，蒲公英15g，川黄连10g，吴茱萸10g，枳壳10g，川厚朴10g，白及15g，柴胡6g，海螵蛸20g，浙贝母12g，生地黄10g，川楝子10g，陈皮10g，法半夏10g，茯苓10g，甘草10g，白芍15g。配方颗粒，7剂，每日1剂，水冲服。戒烟酒，不宜进食西红柿等酸性水果。

二诊（2009年3月7日）：服药7剂，胃脘疼痛明显减

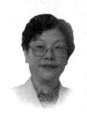

轻，口苦好转，咽疼，大便稍烂，日1次。舌质红、苔薄黄，脉弦数。上方继服7剂。

三诊（2009年3月15日）：服药7剂，胃脘疼痛基本消失，咽疼好转，大便溏烂，日2～3次，恶心欲呕，舌脉同上。^{14}C呼气试验：Hp（－）。上方去白芍，加竹茹10g、砂仁6g。配方颗粒，7剂，每日1剂，水冲服。

四诊（2009年3月23日）：服药7剂，症状消失，大便成形，舌质红、苔薄白，脉弦数。巩固治疗1个月，复查电子胃镜：慢性浅表性胃窦炎，Hp（－）。

按语及体会：《素问·至真要大论》曰："诸逆冲上，皆属于火。"亦曰："诸呕吐酸，暴注下迫，皆属于热。"肝胆相照，周德丽教授根据自己多年临床经验，喜用五味清胆验方合左金丸化裁，常取得良好疗效。现代研究认为，Hp为消化性溃疡的第一致病因素，对Hp的根除，可以提高溃疡的愈合率，降低溃疡的复发率，这已经形成共识。中医对Hp的根除治疗常用清热解毒之品。本案以五味清胆验方清热解毒。现代研究证实，蒲公英具有广谱杀菌作用；黄连清热解毒，能直接杀灭Hp。黄连善清胃火，亦善清肝火，肝胃两清，标本兼顾；海螵蛸制酸止痛；浙贝母散结消肿，并能于散结中求疏肝；白及收敛护膜，促进溃疡面愈合；白芍养阴柔肝。方中含四逆散（枳壳、白芍、甘草、柴胡），加强疏肝和胃之力。然方中苦寒之药太多，恐伤阳气，用一味吴茱萸，一可疏肝解郁，取其下气之用以和胃降逆；二可制苦寒之品，使泻火无凉遏之弊；三则引黄连入肝经。本例患者初始乃因肝胃不和，气机郁滞，久而化热。二诊，肝气得以疏泄，热毒得清，但气机郁滞仍未得完全缓解，效不更方。三诊，肝气疏达，但脾胃受损，运化失常，出现中阳脾虚证候，大便溏烂，方去白芍，加砂仁健脾渗湿。咽疼为胃火上炎之象，加一味竹茹清胃热止呕。三诊服上药后，肝火得清，胃火得降而收功。本方肝胃同治，使肝火得清，胃火得降，诸症自愈。

周德丽点评：中医学认为，饮食不节是致疾病发生发展的重要原因之一。《素问·痹论》云："饮食自倍，肠胃乃伤。"或恣食肥甘厚味，饮酒如浆，或五味过极，中焦蕴湿生热，损伤脾胃，气机壅塞，出现胃脘疼痛。土壅则木郁，郁而化火，胆汁上逆，则口苦、吞酸。经络阻滞则性急而易怒，舌质红、苔黄，脉弦数。胃络受伤，瘀血内停，可见胃黏膜溃烂如痛，久而络脉收缩，球部变形或生积聚之证。因此，治宜清热解毒以杀菌，用五味消毒饮之意。疏肝降胆胃之气用柴胡、川楝子；海螵蛸制酸；二陈汤燥湿化痰而去饮；枳壳、川厚朴除痞消满，恢复胃动力。全方共奏清肝胆制酸、泻胃杀菌消炎、除痞消满之功。

验案5：邓某，女，40岁。初诊日期：2009年9月18日。

主诉：反复胃脘部疼痛1年，加重3天。

现病史：患者平素寡言少语，1个月前工作中情绪不舒，出现胃脘部胀痛，时有烧灼感，伴泛酸、嗳气，口干口苦，饥饿时痛增，纳寐可，大便5～7日一行，质硬成结，小便可。曾到我院就诊，服用中药五味清胆验方合胃

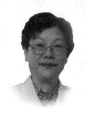

舒散后有所好转，但未坚持治疗，3天前症状再发并加重，遂来我院就诊。现症见：胃脘部胀痛，痛引右胁，伴烧灼感，泛酸、嗳气，口干口苦，饥饿时痛增，纳寐可，大便7日一行，质硬成结，小便可。

体格检查：血压130/80mmHg，神清，精神可，情绪急躁，营养中等。心肺检查未见异常，腹平软，剑突下有轻压痛，无反跳痛，右胁肋部有轻叩痛，墨菲征（+），肠鸣音正常。舌红、苔黄，脉弦细。

辅助检查：胃镜示：慢性浅表性胃炎伴平坦糜烂；胃体多发息肉。肝胆B超示：胆囊多发赘生物。

中医诊断：胃痛（湿热中阻）。

西医诊断：糜烂性胃炎；胃体息肉；胆囊多发赘生物。

治则：清热化湿，疏肝理气和胃。

方药：逍遥散验方合葛根芩连汤加减。

葛根10g，黄芩10g，川黄连10g，竹茹10g，枳壳10g，木香6g，砂仁6g，柴胡6g，海螵蛸20g，浙贝母12g，陈皮10g，法半夏10g，延胡索10g，郁金10g，乌药10g。配方颗粒，10剂，每日1剂，水冲服。

二诊（2009年9月28日）：胃脘仍有胀痛，饥饿时痛增，已无泛酸、嗳气，胆囊点压痛明显，右胁肋叩击痛。舌红、苔黄，脉弦细滑。变方为五味清胆验方加三黄泻心汤加强清胆之力。

黄连10g，黄芩10g，栀子10g，生地黄10g，川楝子10g，蒲公英15g，紫花地丁15g，枳壳10g，川厚朴10g，桃仁10g，丹参10g，海螵蛸20g，浙贝母12g，郁金10g，白及

10g，白芍10g。配方颗粒，3剂，每日1剂，水冲服。

三诊（2009年10月8日）：胃脘仍有胀痛，饥饿时痛增，已无泛酸、嗳气，胆囊点压痛明显减轻，右胁肋已无叩击痛。舌红、苔淡黄，脉弦细滑。继续上方，去栀子、生地黄之苦寒，加太子参15g、淮山药20g、竹茹10g，继服2个月。

四诊：12月中旬来复诊，患者已无明显症状。复查胃镜已无糜烂，胃体息肉消失。嘱患者不适时随诊。

按语及体会：本案患者由于起居、饮食不慎，加之工作不顺，抑郁伤肝，肝胆之气横逆，损伤脾胃，脾失健运，湿浊中阻，郁久化热，热邪与湿邪相合熏蒸脾胃，发为胃痛。胃痛又称胃脘痛，外感邪气、内伤饮食情志、脏腑功能失调等导致气机郁滞，胃失所养，均可导致该病的发生。胃病的预防与调摄更重于治疗。对于胃脘痛患者来说，要重视精神和饮食方面的调摄，保持精神愉悦，劳逸结合，切忌暴饮暴食，或饥饱失常，饮食以少食多餐、清淡易消化为原则，可以减轻胃痛或减少胃痛的发作。本案患者脾胃湿热，熏蒸肝胆，郁结少阳，枢机不利，肝胆精气失于疏泄，而致胁肋疼痛。服药后症状明显好转，但脾胃仍有湿热，伤气阴，去栀子、生地黄之苦寒，加竹茹利其湿热，太子参、淮山药补脾胃之气阴。药对病证，故诊后脾胃湿热已除，肝胆精气得利，脾胃、胁肋已无疼痛。

周德丽点评：自古以来，不少医家对"七情致病"进行了深入的观察与研究，本案患者平素寡言少语，郁闷不欢，抑郁伤肝，肝气横逆，损伤脾胃，而致胃脘部疼痛，

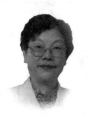

痛引胁肋，伴口苦、泛酸，更有甚者，胃镜已发现息肉。息肉者，古人称之为"肉丁"之疾，或是"肉瘤"。古代医家李梴在论肉瘤时说："郁结伤脾，肌肉消薄，与外邪相搏而成肉瘤。"治疗息肉时，可加绿萼梅清热杀瘤，玫瑰花活血化瘀，防其演变成恶性肿瘤。

验案6：何某，女，64岁。初诊日期：2009年10月14日。

主诉：大便难解夹黑便6月余。

现病史：患者近半年来大便难解夹鲜血，未经医院治疗，自服地榆槐角丸，血止，大便依然难解。现症见：腹胀，食欲不振，大便难解，五六日一行，夹鲜血。面色少华，心烦，乏力，口渴欲饮，偶有齿衄、尿急热。

体格检查：血压120/80mmHg，精神欠佳，营养中等。心肺检查未见异常，腹平软，无压痛，无反跳痛。舌质红、苔白，脉弦滑。

辅助检查：电子胃镜示：十二指肠球部溃疡并近期出血。电子结肠镜示：慢性结肠炎。

中医诊断：便血（脾气虚弱）。

西医诊断：十二指肠球部溃疡；慢性结肠炎。

治则：健脾益气止血。

方药：五味香砂验方合胃舒散加减。

紫花地丁15g，蒲公英15g，木香10g，砂仁6g，白及10g，枳壳20g，厚朴20g，太子参15g，淮山药20g，莲子10g，柴胡10g，海螵蛸20g，浙贝母12g，陈皮10g，法半夏10g，甘草10g，郁金10g，茯苓10g，仙鹤草10g，三七

周德丽

10g。配方颗粒，5剂，每日1剂，水冲服。

二诊（2009年10月19日）：大便易解，乏力明显减轻，仍觉口干渴，食欲尚可。在原方的基础上加沙参、麦冬各10g，减枳壳为10g，防寒凉伤胃气。配方颗粒，15剂，每日1剂，水冲服。

三诊（2009年11月3日）：患者已无便血。维持上方不变，嘱患者不适时随诊。

按语及体会：胃及十二指肠球部溃疡并近期出血，临床多表现为呕血或黑便，属中医学"血证""便血"的范畴。治疗此证，止血虽为当务之急，但又当辨别寒热虚实，审因论治。据此患者情况，病程长，反复发作，治疗先在益气健脾、加强统摄的基础上加用仙鹤草、白及、三七等止血药。同时，止血又当防留瘀，故加淮山药以和血养血，使血归其经。最后，血止而病愈，故健脾益气、温中和胃调养善后。本案患者由于饮食起居不慎，损伤肝脾，疏泄不利，致肝气郁滞，脾失健运，统摄无权。五味香砂验方即五味清胆验方去竹茹，加木香、砂仁，原胃舒散单有厚朴、枳壳两味，五味香砂验方在此基础上加大胃舒散之力，邪毒祛，脾胃健，清气渐复，但脾阴未复，津不上承，仍觉口干，在原方的基础上加沙参、麦冬，减枳壳为10g，滋阴不伤气。经抑肝扶脾治疗后，脾气健运，血循脉内，便血自止。

周德丽点评：肝旺脾土虚衰，脾不统血，故便黑而得肠风便血之证。"急则治其标"，首当清胆疏肝理气制酸、止血护膜生肌、益气健脾统血。方中香砂六君子汤温

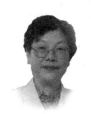

中健脾，效法吴鞠通"治中焦如衡，非平不安"之意，用药平和中正。苦寒能伤胃阴，治病时要顾护胃阴，脾胃受肝胆湿热横逆所伤，已伤其阴，故舌质红，脉弦滑。益气药用甘温则更伤其阴，故用太子参，其能补虚益气，以太子参易党参的补脾阳伤、胃阴之弊，用淮山药易白术之苦温。方中虽是一进一出，用意和结果迥然不同，弟子不可不知。

萎缩性胃炎

萎缩性胃炎（CAG）是指病理活检显示胃黏膜固有腺体萎缩，包括腺体数量减少或化生性萎缩，内镜下可见黏膜红白相间，以白为主，皱襞变平甚至消失，黏膜血管显露，以及黏膜呈颗粒或结节状等基本表现为病变特征的消化系统常见病。萎缩性胃炎常伴有肠上皮化生及不典型增生，是胃癌癌前病变之一。其发病机制尚未完全明确，西医尚无特异性治疗，要求定期复查胃镜，检测病情，早期发现癌变。中医采用辨证论治，三因制宜，不仅能显著改善症状，且对部分患者的肠上皮化生及不典型增生有逆转作用。

萎缩性胃炎临床表现为胃脘疼痛，脘腹胀满，嘈杂似饥，嗳气，口苦，泛吐清水，纳差，乏力，根据本病的临床表现特点，当以中医学"胃脘痛""胃痞"论治。

【治疗思路】

本病病因病机复杂，病位在脾胃，但与肝胆密切相

29

关。周德丽教授认为，该病的关键是虚与瘀，基本病机是气虚血瘀。脾胃虚弱，逐步发展，生浊成瘀，积久蕴热成毒，逐渐产生肠上皮化生而成本病。临床分为两型：①脾胃气阴虚、肝胆湿热型：表现为胃脘胀满或隐痛，口干口苦，纳呆，倦怠乏力，大便干结，舌嫩红，边有齿印，苔黄腻，脉弦细滑。②脾虚肝郁气滞型：表现为脘腹胀满，食入则剧，嗳气，纳呆，口淡，舌质淡红、苔薄黄，脉弦细。证虽两型，然总不离脾胃肝胆，故辨治时多注重疏肝健脾同治，气血同调。具体诊治过程中应注意患者气虚、气滞、痰浊、热瘀几方面的侧重点，治疗当标本兼顾。

治则：益脾养胃，清胆疏肝。

方药：胃复康方。

蒲公英15g，紫花地丁15g，白花蛇舌草15g，半枝莲15g，枳壳10g，川厚朴10g，佛手10g，法半夏10g，桃仁10g，木香6g，太子参15g，淮山药20g，茯苓10g，甘草10g，柴胡6g，海螵蛸20g，浙贝母12g，砂仁6g，白及10g，郁金10g。

组方思路：治萎缩性胃炎需先澄源。其根源在于脾胃，该病不仅是脾胃之气机久伤，且脾胃之脏体亦受伤，气血阴阳均受伤，胃之经脉失养，最后导致了腺体萎缩，修复之气机紊乱，化源不足，腺体黏膜异常生长，面目全非，形成癌之先兆。脾胃久伤乃有先天不足和后天失养。后天多因饮食劳倦，饮食失节，脾虚则木乘土虚，或恣食肥甘厚味蕴湿生热，土壅木郁，肝胆疏泄失常，胆失疏利，胆气横逆犯胃。因此，治疗本病必澄源，治脾胃之虚

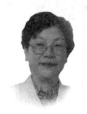

损，调肝胆脾胃之气机，慢病缓治，从源头做起，治疗上崇吴鞠通治温热病之"中焦如衡"的观点，用药平和中正，补而不滋腻，清而不虚寒太过，令其和平，以和为贵。太子参味甘微苦，归脾、肺经，功可补气生津，适用于脾胃虚弱而不受峻补者。慢病宜缓治，且临床萎缩性胃炎多见于老年患者，"年四十，而阴气自半也"，老年患者多阴虚且虚不受补，太子参补而不峻正适合于此。加上淮山药、茯苓、甘草，稍加木香、砂仁醒脾化湿和胃，使补而不腻，清而不寒；柴胡、海螵蛸疏肝平肝以制酸；佛手、法半夏、浙贝母理气润燥以化痰饮；枳壳、厚朴理气消痞，枳壳与柴胡一升一降调气机之枢；萎缩性胃炎患者有炎症存在，常有热症，故以蒲公英、紫花地丁、白花蛇舌草清热解毒杀菌；久病致瘀，又以桃仁活血化瘀。临床时因人、因时、因地之不同，常做加减，切不可生搬硬套。

【临床验案】

验案1：李某，女，25岁，公司职员。初诊日期：2009年3月17日。

主诉：上腹疼痛，饥时痛多，食则腹胀2年。

现病史：近2年来患者因工作繁忙，思想沉重，常出现上腹疼痛，泛酸嗳气，有气上冲胸咽及胁背，口苦，进食则脘腹痞胀，口淡，纳食渐差，肢倦乏力，言语气短，大便溏烂，日行1～2次，便前有肠鸣音，多次服西药无效，求治中医。

既往史：患者性情抑郁，遇事易怒，喜食辛辣食物，食生冷食物易腹泻。

体格检查：腹软，上腹部压痛，右胁叩痛。舌质红嫩，有齿印，苔薄黄，脉弦细滑。

辅助检查：电子胃镜：慢性浅表性胃炎伴隆起糜烂。胃窦部组织活检病理：（胃窦）黏膜中度慢性浅表性炎，个别腺体伴有杯状上皮细胞化生，Hp（+）。肝胆B超：胆囊壁毛糙。

中医诊断：胃痛（脾虚肝胆湿热）。

西医诊断：慢性浅表性胃炎隆起糜烂伴杯状上皮细胞化生。

治则：疏肝降胆制酸，清热泻火杀菌，益气健脾，护膜复元。

方药：胃复康方加减。

蒲公英15g，紫花地丁15g，川黄连6g，白花蛇舌草15g，半枝莲15g，桃仁10g，木香6g，砂仁6g，太子参15g，淮山药20g，茯苓10g，柴胡6g，海螵蛸20g，浙贝母12g，佛手10g，枳壳10g，法半夏10g，甘草10g，郁金10g，白及10g，川厚朴10g。配方颗粒，15剂，每日1剂，水冲服。

二诊（2009年4月2日）：服药15剂，上腹仍有疼痛，但较前减轻，反酸减少，气逆减少。纳食增加，大便烂，日行1~2次，便前肠鸣音消失。舌质嫩红，有齿印，苔薄黄，弦细滑。效不更方，配方颗粒，15剂，每日1剂，水冲服。

三诊：服药共30剂，上腹疼痛隐隐，餐后腹胀明显减

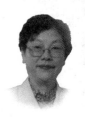

轻，纳食增加，右胁疼痛偶有，大便成形，日行1次，精神转佳。舌质嫩红，有齿印，苔薄白，脉弦细滑。效不更方，继进上方。

四诊：服药3个月，患者上腹痛消失，偶有胸部辣感，已无肝胆之气上冲之症状，纳食正常，大便正常。舌质嫩红，齿印少，脉弦细滑。复查电子胃镜示：慢性浅表性胃窦炎。病理示：窦体交界型黏膜组织轻至中度慢性炎伴水肿充血，表面及小凹上皮轻度增生。

1年后，偶有胃痛，复查胃镜示：慢性浅表性胃窦炎。

按语及体会：萎缩性胃炎为消化系统常见病，常伴有肠上皮化生及不典型增生（异型增生），是胃癌的癌前疾病（状态）之一，而中重度不完全性结肠型肠上皮化生和异型增生是胃癌的癌前病变。目前，较为认可的胃癌发生模式：正常胃黏膜-浅表性胃炎-萎缩性胃炎-小肠型上皮化生-大肠型上皮化生-异型增生（中重度）-胃癌（肠型）。

西医学认为，该病确诊必须依靠胃镜及胃黏膜组织病理检查，胃镜下亚甲蓝染色可提高诊断符合率，血清胃泌素检测可补充胃镜和胃黏膜组织活检之不足，幽门螺杆菌检测有助于病因诊断。有学者研究发现，基础胃泌素刺激后，胃泌素增加与胃黏膜病变程度呈负相关。幽门螺杆菌感染可使萎缩性胃炎的基础胃泌素升高，它是内镜和组织活检的有效补充。

胃黏膜肠上皮化生及不典型增生多发于中青年，临床表现为胃脘胀痛，嘈杂似饥，纳减，烧心灼热。胃镜检查发现胃黏膜肠上皮化生、异常增生，甚至有息肉形成。本病属于中医学"胃脘痛""嘈杂""痞满"的范畴。病因为饮食不节，肝气郁滞，脾胃损伤，其病机为脾虚而胃络失养，而邪阻胃络、瘀血内阻是其发展的重要阶段。目前西医尚无特效药物，多用PPI制剂抑酸治疗。目前中医治疗该病的疗效较肯定，能使肠上皮化生、增生得到不同程度的逆转。萎缩性胃炎的形成是一个长期的、慢性的过程，治疗不可急功近利，当在缓图，并且该病迁延难愈，常呈进行性发展，故治疗后临床症状消失，胃镜和病理复查腺体萎缩、肠上皮化生、异型增生已恢复者也应坚持每年服药一段时间，以进一步巩固，提高疗效，防止复发。本案中以胃复康方清肝泻胆，其中太子参养阴生津；白及、海螵蛸护膜，促进组织修复；用有防癌作用的白花蛇舌草、半枝莲解毒祛邪。纵观全方，标本兼顾而起效。

周德丽点评：胃窦隆起的糜烂性胃炎属疣状胃炎，伴肠上皮化生者目前消化界将其归为萎缩性胃炎的范畴。中医学认为，该类疾病虚实夹杂，病情复杂，治疗难度大，时间长，需慢病守方，同时随时辨证用药才能奏效一二。本案患者常有工作不顺，易怒伤肝，素食辛辣厚味，脾胃积热，土壅木郁，肝胆湿热炽盛，横逆犯胃，脾土久虚，而肝胆湿热，余火犹存。本案方中所含的五味香砂验方清胃疏肝、降胆制酸，肝气平，故反酸少，气逆少，脘胁痛轻；太子参、淮山药、茯苓、甘草健脾益气化湿，脾气健，纳食增，大便调，湿气消则肠鸣止。另外，需要注意的是慢病守方。盖慢性胃窦炎隆起糜烂是肝胆湿热余热存

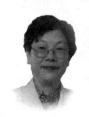

在，而脾胃受湿热煎熬，气阴久虚，胃体之脉络受伤，无力修复，致使腺体细胞变异。此虚实夹杂，病势复杂，需用大方消坚磨积，健脾护膜，恢复胃体之元气。守方服至3个月，方见成效。

验案2：张某，女，37岁。初诊日期：2009年8月18日。

主诉：胃脘隐痛1年余。

现病史：患者1年来反复胃脘隐痛，无泛酸，无嗳气，进餐后饱痛，烧心灼痛，纳可，眠可，大便硬，2日一行，口不苦。曾服用西药数月，症状未见好转。现要求改用中药治疗。

体格检查：腹软，上腹部压痛，无反跳痛。舌质红、苔少，脉弦细。

辅助检查：电子胃镜示：慢性浅表-萎缩性胃窦炎。

中医诊断：胃痛（胃阴不足）。

西医诊断：慢性浅表-萎缩性胃窦炎。

治则：健脾养阴，和络止痛。

方药：逍遥养胃汤。

蒲公英15g，紫花地丁15g，川黄连10g，枳壳10g，川厚朴10g，白芍10g，柴胡10g，海螵蛸20g，浙贝母12g，佛手10g，竹茹10g，甘草10g，沙参15g，淮山药20g，麦冬10g。配方颗粒，15剂，每日1剂，水冲服。

二诊（2009年9月13日）：服药15剂，胃脘隐痛减轻，进餐后饱痛减，仍烧心灼痛，纳可，眠可，大便变软，每日一行，口不苦。舌质红、苔少，脉细。上方加天花粉10g、芦根10g。配方颗粒，15剂，每日1剂，水冲服。

周德丽

35

三诊（2009年9月28日）：服后，偶胃脘隐痛，时烧心，无灼痛，纳可，眠可，大便溏烂，每日两行。舌质红、苔白，脉细。病机演变及转归：脾阴得复，中焦湿滞，影响运化，故大便溏烂。上方加木香6g、砂仁6g，去天花粉、芦根，继续服药15剂。

四诊（2009年10月16日）：无胃脘隐痛，偶烧心，无灼痛，纳可，眠可，大便正常。舌质红、苔白，脉细。脾胃健运，中焦湿祛，气机调畅，症状消失。上方巩固治疗半个月而停药。

按语及体会：本案患者为萎缩性胃炎，证属胃阴不足。该患者患胃疾日久，致使胃阴不足，阴津亏损，胃络失养而见胃脘隐痛。阴虚有火，则胃中灼痛；阴液不足，则肠道干涩，大便干结；舌质红、苔少，脉弦细，为胃阴不足兼虚火之象。治疗胃阴不足的胃痛时，用逍遥散理气止痛做基础方，兼合养胃汤健脾养阴。逍遥养胃汤理念同源于胃复康方，只是具体诊治时，该患者偏于气阴虚证，故以养胃汤中的沙参、麦冬滋养阴津；白芍、甘草酸甘化阴和营，缓急止痛；佛手清轻畅气又不伤阴。本方合用逍遥散于补中有散，防养阴碍脾，中阳不运，其中柴胡既可升举清阳之气，又能胜湿。蒲公英、紫花地丁、川黄连以退阴火疗湿热。纵观全方，补中有散，发中有收，使阴津足，清阳升，则体健病愈。

在宏观与微观辨证相结合的基础上，以扶正祛邪为基本原则，确立调气活血、清热滋阴、解毒除湿的治疗方法。临床治疗本病既要体现注重调补脾胃之虚损，又需调

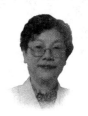

理肝气降胆火，以畅运气机，活血消痞，是阻断和逆转萎缩性胃炎癌前病变的关键。《素问·刺法论》有云："正气存内，邪不可干。"有实验研究报道，甘温补气健脾药和甘寒养阴濡润药均有较好的提高和调节人体免疫功能的作用，如太子参、薏苡仁、淮山药等。

周德丽教授认为，本病在辨证为主的基础上，根据胃镜和病理检查结果综合辨病。针对Hp致病多具有"热""毒"表现的性质，结合现代研究成果，适当加入1～2味清热解毒且具有杀菌、抑菌作用的中药，如蒲公英、紫花地丁、黄连、白花蛇舌草、半枝莲、田基黄、黄芩、仙鹤草等，可大大提高疗效。结合病理表现，凡组织病理见有肠上皮化生或不典型增生重者，其舌面凹凸不平，颗粒增粗，舌苔在舌根部多呈黄浊或灰浊，舌质紫暗或淡紫少津而光剥，舌中部干涩或有裂纹，提示为胃阴亏虚、瘀血停滞证候，应酌加软坚散结、破血消癥抗癌之品，如夏枯草、天花粉、牡蛎、海螵蛸、浙贝母、炮山甲、三棱、莪术、蜈蚣、全蝎等。在脉象方面，多见滑脉、弦滑脉，提示虽然病久脾胃气阴亏虚，但又因存在胆汁、十二指肠内容物反流，有中焦肝胆湿热、气机阻滞之征象，故酌加行气醒脾化湿之品，如川厚朴、枳壳、柴胡、佛手、茯苓、法半夏、苍术、砂仁、石菖蒲、胆南星等。由于本病的发展演变是慢性迁延的过程，病机复杂多变，病性虚实夹杂、寒热错杂，治疗难以一时奏效，正常胃黏膜腺体的修复重建需要3～5个月的时间，故治疗不可急于求成，一般以3个月为1个疗程。

周德丽教授结合"微观"辨病，运用西医学手段进行治疗，如针对萎缩性胃炎肠上皮化生这一癌前病变，多主张配合胃镜下氩离子凝固术（APC）进行治疗。中西医结合治疗萎缩性胃炎肠上皮化生可以起到事半功倍的效果。

周德丽点评：萎缩性胃炎是脾胃久病不愈，脾胃之阴阳气血津精受损，胃络失养，胃体受伤修复不力而萎缩，故治疗与一般胃脘痛不同，既要治疗造成脾胃久病的原始病因，又要审视当前脏腑何部受伤，并进行治疗。该患者舌红、苔少，脉弦细，为肝郁脾虚、胃阴不足，故治疗应柔肝疏肝养胃，清热化痰消癌，气阴恢复，肝胃平和，病乃愈。

验案3：覃某，女，64岁。初诊日期：2009年11月20日。

主诉：上腹部烧心灼热感反复1年。

现病史：近1年来患者上腹部烧心灼热感反复发作，时有右胁疼痛，餐后腹胀，无嗳气、泛酸，口苦，有气上逆，纳少，大便结。在当地医院反复就诊，症状一直未愈，遂来诊。

既往史：患者2008年11月20日在我院行电子胃镜示：慢性浅表-萎缩性胃炎待查。病理示：（胃窦）窦型黏膜组织中度慢性萎缩性炎伴急性炎及肠上皮化生，淋巴组织增生。

体格检查：腹软，上腹压痛，舌质红绛，有裂纹，苔薄黄少，脉弦细。

中医诊断：嘈杂（肝胆郁热，胃阴亏虚）。

西医诊断：慢性浅表-萎缩性胃炎伴肠上皮化生。

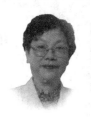

治则：清肝泄热，滋阴益胃。

方药：五味清胆验方加味。

蒲公英15g，紫花地丁15g，川黄连10g，枳壳10g，川厚朴10g，白及15g，柴胡6g，海螵蛸20g，浙贝母12g，佛手10g，法半夏10g，茯苓10g，甘草10g，郁金10g，白花蛇舌草15g，半枝莲15g，田基黄15g，芦根10g，生地黄10g。配方颗粒，15剂，每日1剂，水冲服。

二诊（2009年12月6日）：服药15剂，上腹部烧心灼热感及餐后腹胀减轻，时有右胁疼痛，口苦，仍有气上逆，纳少，大便溏烂，日一行。舌质红绛，有裂纹，少许津液，苔白厚，脉细。上方加扁豆15g、薏苡仁10g。配方颗粒，15剂，每日1剂，水冲服。

三诊（2009年12月22日）：服药15剂，上腹部烧心灼热感及餐后腹胀明显减轻，无右胁疼痛，口苦，已无气上逆，纳差，大便软，日一行。舌质红绛，有裂纹，少许津液，脉弦细。改方如下。

蒲公英15g，紫花地丁15g，川黄连10g，白花蛇舌草15g，川厚朴10g，白及15g，柴胡6g，海螵蛸20g，浙贝母12g，佛手10g，法半夏10g，茯苓10g，甘草10g，郁金10g，半枝莲15g，田基黄15g，神曲10g，乌药10g，枳壳10g。配方颗粒，15剂，每日1剂，水冲服。

四诊（2010年1月8日）：服药15剂，上腹部时有烧心灼热感，夜间明显，餐后腹胀明显消减，口苦，已无气上逆，纳增，大便软，日两行。舌质红绛，有裂纹，津液增，脉弦细。上方去乌药之辛温，加淮山药养胃益脾。配方颗粒，15剂，每日1剂，水冲服。

五诊（2010年1月24日）：上腹部偶有烧心，无疼痛，餐后腹胀消，口苦，已无气上逆，纳常，大便软，日一行。舌质红绛，有裂纹，苔白润，脉细。五味清胆验方加白及15g、白花蛇舌草15g、半枝莲15g、田基黄15g、扁豆15g、薏苡仁10g。配方颗粒，15剂，每日1剂，水冲服。

诸症基本缓解，偶上腹部有烧心，时口苦，余正常，维持治疗半个月。复查电子胃镜示：慢性浅表性胃窦炎。病理示：（胃窦）窦型表浅黏膜组织中度慢性炎伴充血、水肿、糜烂，肠上皮化生及腺体修复性增生。

按语及体会：萎缩性胃炎伴有中重度肠上皮化生和不典型增生，与胃癌特别是肠型胃癌的发生关系密切，被认为是胃癌的癌前病变。胃黏膜肠上皮化生及异常增生多发于中青年，临床表现为胃脘胀痛，嘈杂似饥，纳减，烧心灼热感。本病以胃黏膜检查发现肠上皮化生、异常增生等为特点，中医属于"胃脘痛""嘈杂""痞满"的范畴。本病因脾虚而胃络失养或邪阻胃络所致，瘀血内阻是其发展的重要阶段，瘀热互结是造成胃络损伤、组织增生的根本原因。目前中医治疗本病的疗效较肯定，能使肠上皮化生、增生得到不同程度的逆转。萎缩性胃炎的形成是一个长期、慢性的过程，治疗不可急功，当在缓图。另外，本病迁延难愈，常呈进展性发展，故本病治疗后，即使临床症状已消失，胃镜、病理复查腺体萎缩、肠上皮化生、异型增生已经恢复，也应坚持每年服药一段时间，以进一步巩固、提高疗效，防止复发。本案患者不用萎缩性胃炎基

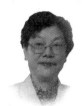

本方胃复康方，而改用五味清胆验方，乃是中医"三因制宜"原则的体现。方中芦根、生地黄养阴生津；白及、海螵蛸护膜，促进组织修复；白花蛇舌草、半枝莲、田基黄解毒祛邪。纵观全方，标本兼顾而起效。本案患者乃因肝气犯胃，肝胃不和，气机郁滞，久而化热，热邪灼津，胃阴亏虚，气机不畅而致。热积中州，阴津亏损，则胃络失养，见烧心灼热感，舌质红绛，有裂纹，少津液；肝气犯胃，肝胃不和，则右胁疼痛，口苦；腑行不畅，则大便结。予五味清胆验方加味后热清气舒，津液渐复，症状改善。但苦寒伤脾，脾湿便溏，故应加强健脾化湿之效，于二诊方中加扁豆15g、薏苡仁10g。服药后，脾气得运，津复气顺，疼痛缓急，大便好转，舌苔津复。三诊方中乌药加强理气止痛之力，神曲健脾消食。脾强胃健，中焦得运，症状缓解，不忘巩固治疗。

周德丽点评：萎缩性胃炎伴肠上皮化生是因脾胃病久病不愈，胃之脏体受伤，经脉气血不足，络脉失养而萎缩；胃体元气大伤，无力修复，致瘀血与肝胆之湿热搏结，故胃之黏膜异常化生。本案患者已是高年之人，久病致脾胃气、津、阴液已虚，而肝胆湿热残留，故以清肝泻胆、养阴生津护膜为法，同时用有抗癌活性之中草药，如白花蛇舌草、半枝莲、蒲公英，以及夏枯草、浙贝母化痰散结之品，用"三草"以防止胃肠化生之黏膜癌变，恢复正常细胞，达到治愈之目的。（注："三草"指白花蛇舌草、半枝莲、田基黄，周德丽教授惯称"三草"。）

胃食管反流

胃食管反流是因胃内容物反流入食管而引发的食管与食管外的疾病，临床上以烧灼、泛酸、胸骨后灼痛为主要表现，严重影响饮食、睡眠及工作，并可以出现多种并发症。

本病属于中医学"吐酸"或"吞酸"范畴。中医古籍中论述了吐酸、吞酸为胃气上逆之证，其病因为中焦胃腑火热之邪，该邪或因食、痰、湿久滞而化，或因情志过极而生。火热不除，日久耗伤胃之阴液，故临床上除了出现反酸（吐酸或吞酸）之症外，也出现"阴虚则内热"的烧心之候。明代医家吴崑曾明确指出该病日久会导致翻胃嗝噎（即食管癌）。其曰："吞酸，小疾也。然可暂而不可久，或以疾小而忽之，此不知其翻胃之渐也。"因此，治疗该病对于积极预防食管癌的发生具有十分重大的意义。

【治疗思路】

周德丽教授认为，该病与胃脘痛的病机基本相同，即异病同证，证属火热伤阴，胃气上逆。治疗上要重视脾、胃、肝三者之间的关系，应以清热解毒、护胃养阴、理气降逆为基本法则。

（一）辨证论治

辨证当分清虚实寒热。其中肝胃郁热、肝胆之气犯胃、痰气交阻、气滞血瘀属实证；脾胃虚寒、胃阴亏虚属虚证。

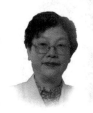

1.肝胃郁热型

烧心，口中泛酸，胃脘灼痛，两肋胀痛，嗳腐吐酸，口干口苦，心烦易怒，大便干燥。舌质红，苔黄，脉弦数。

治则：清肝泻火，和胃降逆。

方药：五味清胆汤合半夏泻心汤加减。

紫花地丁10g，川黄连6g，蒲公英10g，野菊花10g，玉蝴蝶5g，香橼10g，佛手10g，川楝子10g，吴茱萸10g，黄芩6g，法半夏10g，茯苓10g，川厚朴10g，紫苏叶10g，郁金10g。

组方思路：此型临床常见。选用辛甘苦之味、性凉寒之品，合理组方进行治疗。清热解毒以苦寒泻火之品为主，可以用蒲公英、紫花地丁、野菊花、川黄连等。护胃养阴顾护脾胃之气，用药宜轻清平和。因为脾胃既病，胃气已伤，纵然有湿、痰、瘀等邪内阻，也不堪过于攻伐，再伤胃气，处方用药宜轻清灵动，理气而不耗气伤阴，芳香而不辛燥伤阴，行气而不破气伤正，养阴而不滋腻碍胃，使脾胃气和，中焦通达，升降协调，出入有序，可以选用玉蝴蝶、香橼、佛手、川楝子等。调理脾胃气机，以苦辛配伍为重，以苦寒泄降为主，辛温通阳相佐为用，泄中有开，通而能降，通调气机，气顺中和，以恢复中焦升降转输之功能。常用的苦辛配伍药物有黄连与吴茱萸、黄芩与法半夏、黄连与厚朴、黄连与紫苏叶等。

另外，胃液作为一种损害因素会导致食管的损伤，故在治疗胃食管反流时要制酸，以消除胃酸对食管的损伤。海螵蛸、煅瓦楞子等含有较多的碳酸钙，呈弱碱性，对胃酸有一定的中和作用，在一定程度上可减轻高胃酸引起的食管损伤。

2.肝气横逆型

嗳气频频，口中泛酸，胸骨后攻撑作痛，连及两胁，口干口苦，每因情志因素加重，急躁易怒，大便不畅。舌质红，苔薄白，脉弦。

治则：疏肝理气，和胃降逆。

方药：柴胡疏肝散加味。

柴胡10g，白芍10g，川芎10g，香附10g，陈皮6g，枳壳10g，甘草10g，沉香5g，旋覆花10g（包煎），川楝子10g，延胡索15g，瓦楞子10g，海螵蛸20g。

组方思路：方中柴胡、白芍、川芎、香附疏肝解郁，陈皮、枳壳、甘草理气和中，加沉香、旋覆花降逆止呕，川楝子、延胡索加强理气止痛之功，瓦楞子、海螵蛸制酸。

3.痰气郁阻型

泛酸嘈杂，嗳气频作，胸骨后疼痛，咳吐痰涎，咽部有异物感，吞咽梗阻，胸膈痞闷，口干咽燥。舌质红，苔薄腻，脉弦滑。

治则：开郁化痰，生津润燥。

方药：自拟解郁化痰汤。

青皮10g，陈皮6g，柴胡6g，延胡索15g，香附10g，郁金10g，沙参10g，川贝母10g，桔梗10g，瓜蒌仁10g，旋覆花10g（包煎），姜半夏10g。

组方思路：宗半夏厚朴汤之旨，方中青皮、陈皮、

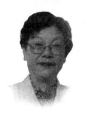

柴胡、延胡索、香附、郁金疏肝解郁止痛，但又因痰气交阻，积久化热，郁热伤津，故予沙参、川贝母、桔梗、瓜蒌仁润燥化痰，旋覆花、半夏降逆止呕。

4.气滞血瘀型

烧心泛酸，泛吐清水，上腹饱满，胸骨后刺痛难忍，嗳气频频，食欲减退，吞咽困难，咽部有异物感，面色青紫。舌质淡，有瘀点，脉弦涩。

治则：活血化瘀，和胃降逆。

方药：血府逐瘀汤加减。

当归15g，桃仁10g，红花6g，炒赤芍15g，川芎15g，枳壳10g，柴胡6g，竹茹10g，降香10g，旋覆花10g（包煎），延胡索10g。

组方思路：血府逐瘀汤为治气滞血瘀证之经典方剂。方中当归、桃仁、红花、赤芍、川芎活血化瘀，枳壳、柴胡疏肝理气解郁、调整气机，竹茹、降香、旋覆花、延胡索降逆止痛。

5.胃阴亏虚型

烧心泛酸，泛吐清水，胸骨后隐隐灼痛，口燥咽干，大便干结。舌红少津，脉细数。

治则：养阴益胃，生津润燥。

方药：一贯煎加减。

沙参15g，麦冬15g，生地黄20g，枸杞子10g，当归10g，川楝子10g，芍药10g，延胡索10g，甘草10g。

组方思路：方中沙参、麦冬和胃养阴，生地黄、枸杞子滋养肝阴，当归、川楝子养肝活血理气，加芍药、延胡

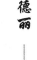

周德丽

索、甘草和营缓急止痛。

6.脾胃虚寒型

烧心泛酸，泛吐清水，呕吐清涎，胃脘隐痛，胀满不舒，喜温喜按，喜热饮，食少纳差，神疲乏力，甚则手足不温，大便稀溏。舌质淡，苔白，脉沉细。

治则：健脾温中，疏肝理气。

方药：附子理中汤加减。

炮附子10g，炮姜10g，人参25g，白术10g，甘草10g，吴茱萸10g，瓦楞子20g，白芍15g，生姜10g，桂枝10g。

组方思路：理中汤为治疗中焦虚寒证的基础方，再加附子加强温里祛寒之效。方中炮附子、炮姜、人参、白术、甘草益气健脾温中，加吴茱萸、瓦楞子暖肝温胃制酸，加白芍、生姜、桂枝温脾散寒、缓急止痛。

（二）精神治疗

该病的发生最主要的原因是社会竞争激烈给人们带来了巨大的思想压力，胆作为"中正之官"的"决断"功能凸显，肝胆之火偏旺，横逆克犯脾土，胃气失其通降而上逆，从而导致本病的发生。因此，减轻思想压力，保持良好的精神状态，心胸开阔，减少各种精神刺激，并调整生活节奏和方式，加强运动，调整饮食结构，进食低脂肪、低热量食物，减少胃储存物，减少反流的机会（尤其要减少夜间睡前进食）。

【临床验案】

验案1：王某，男，38岁。初诊日期：2009年4月3日。

主诉：胸骨后疼痛、烧灼感3年。

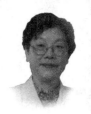

现病史：患者3年来反复出现上腹灼热感，时有泛酸、胸骨后灼痛，口干口苦，口臭，无呃逆，纳可，眠差，梦多，大便2～3日一行，质硬。门诊西药服PPI制剂，症状反复，遂要求服中药治疗。

体格检查：神清，双肺呼吸音清，未闻干湿啰音。全腹平软，无压痛。舌质淡红，苔薄黄，脉弦滑细。

辅助检查：胃镜检查示：慢性浅表性胃窦炎；反流性食管炎。

中医诊断：嘈杂（肝胃郁热）。

西医诊断：胃食管反流。

治则：清胃泻火，疏肝和胃。

方药：五味清胆汤合半夏泻心汤加减。

紫花地丁15g，川黄连10g，蒲公英15g，柴胡6g，海螵蛸20g，浙贝母12g，陈皮10g，法半夏10g，茯苓10g，川厚朴10g，枳壳10g，竹茹10g，芦根10g，白及15g，甘草10g，白芍10g，黄芩6g。配方颗粒，7剂，每日1剂，水冲服。

二诊（2009年4月11日）：服药7剂，上腹灼热感稍减，仍口干口苦，口臭减，大便干结。舌质淡红，苔薄黄，脉弦滑细。上方加郁金10g、牡丹皮10g，茯苓改为土茯苓10g，继服15剂。

三诊（2009年4月28日）：服后，上腹灼热感明显改善。口干无苦，口臭少，大便溏烂，日2次，舌脉同前。上方去竹茹，加木香6g、砂仁6g、党参10g，继服30剂。

四诊：上腹灼热感基本消失，大便质软，日2次。

47

按语及体会：本案辨证为肝胃郁热型，患者因情志不畅导致气机郁滞，肝失条达，木乘脾土，影响脾胃运化，使其升降失常，清气不升，浊阴不降，相干于胃，中焦壅塞，治宜疏肝理气和胃。方中柴胡味苦、微寒，疏肝解郁；白芍味酸善收，敛阴柔肝；枳壳宽中行气、消滞泄热，更有降浊之功；柴胡配枳壳，一升一降，使清浊各行其道，以利脾胃之枢机；白芍与枳壳，柔肝敛阴，疏畅气机，行中有守，以缓肝急。另外，"疏肝勿忘安胃"，用半夏、陈皮降逆和中以行胃气；白芍配甘草，酸甘相伍，敛阴补中，以养胃土。患者经清胃泻火、疏肝和胃的治疗，症状有所改善，因热伤气阴，大便干硬，口干口苦，加强清热之力。经加减后中焦郁热得化，症状改善，但由于苦寒伤胃，脾胃受损，运化失常，故大便溏烂，去竹茹，加木香、砂仁、党参而效。

周德丽点评：本案以肝胃不和为主，若肝的疏泄功能正常，肝气条达，则胃气和降。若因情志不舒，饮食失调，引起肝气郁滞，胆汁疏泄失职，横逆犯胃，胃失和降，就会肝脾不和，出现胃脘、胸胁胀满疼痛、呃逆、嗳气、恶心呕吐等症状，情志不畅易诱发或加重。胆为清净之腑，性喜宁谧而恶烦扰，失其宁谧，则胆怯易惊，寐差，梦多；若治疗失时，日久气郁化火，横逆犯胃，肝胃蕴热生酸，酸液随胃气上逆而泛溢，就会出现烧心或胸骨后疼痛伴反酸，口干口苦，舌红苔黄，脉弦。因此，治疗上把握肝胃不和的病机，运用经验方五味清胆汤合半夏泻心汤，达到清胃泻火、疏肝和胃的目的，使患者肝胃调和

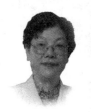

而愈。

验案2：张某，男，38岁。初诊日期：2009年2月15日。

主诉：胸骨后灼痛，反复嗳气、泛酸4年，加重1个月。

现病史：患者4年来反复出现胸骨后灼痛，反复嗳气、泛酸，口臭，无呃逆，纳可，眠差，梦多，大便日一行，质硬。门诊西药服PPI制剂，症状反复。近1个月上述症状加重，出现咽部发痒、声嘶、咳嗽，门诊呼吸科就诊，服抗生素无效，呼吸科建议消化科就诊。

体格检查：神清，双肺呼吸音清，未闻干湿啰音。全腹平软，无压痛。舌质红，苔薄白，脉弦滑。

辅助检查：胃镜示：反流性食管炎（轻度）；慢性浅表性胃窦炎伴胆汁反流。

中医诊断：嘈杂（肝胃郁热）。

西医诊断：胃食管反流。

治则：降逆和胃，苦辛通降。

方药：柴胡疏肝散加味。

柴胡6g，吴茱萸2g，川黄连6g，法半夏10g，赭石30g，旋覆花10g，佛手10g，枳壳10g，茯苓10g，蒲公英30g，白及15g，甘草10g，白芍10g。配方颗粒，15剂，每日1剂，水冲服。

二诊（2009年4月11日）：胸骨后灼痛、反酸、嗳气等症状改善，咽痒、声嘶症状消失。舌质淡红，苔薄白，脉弦滑。经清肝泻火、泄热降逆的治疗，症状有所改善，因热伤气阴，大便干硬，口干苦，加强清热之力。上方加牡丹皮20g、芦根10g、生地黄10g，继服30剂。

三诊（2009年4月28日）：胸骨后灼热感明显改善，口干无苦，口臭少，大便质软，日2次。舌质淡红，苔薄白，脉弦滑。改方四君子汤，继续服药2个月。

四诊：胸骨后灼热感基本消失，大便质软，日2次。

按语及体会：患者因久病不愈，情志不畅，肝失疏泄，胆气郁滞，胆气犯胃，胆胃不和，胃气不降，郁而生热，痰气郁阻，气逆于上，木火刑金，辨证为肝胃郁热型。胃属腑，主受纳和腐熟水谷，通降为其生理特点。降则和，不降则滞。久则郁而生热，出现食、气、痰、热蕴结为患，根据中医"胃以降则和"之旨，治以降逆和胃、苦辛通降。

周德丽点评：本案同上案都是属于肝胃郁热型，但是本病为肝胆不和，横逆犯胃，以致胃气上逆，而引起反复嗳气、泛酸。治疗上重用赭石制酸降逆和胃，配合清热、理气，使胃气得降，胃气和降则胆郁得舒，用药上以降逆和胃为主，清热为辅。而上案以清肝胆湿热为主，使热去则胃和。这两个医案虽然见同病同证，但具体表现不同，则辨证论治不同。因此，临床治病上必须审病求因，辨证论治，灵活运用，这是中医学和其他医学的不同之处之一。

验案3：杨某，女，45岁。初诊日期：2009年4月15日。

主诉：胸骨后疼痛、嗳气、反酸近2年，吞咽时梗阻1个周。

现病史：患者近2年来反复出现胸骨后疼痛，嗳气，反酸，时轻时重。近1周来自觉吞咽时梗阻，胸膈刺痛，食物

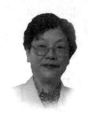

尚可咽下。发病以来体重无改变。

体格检查：神清，双肺呼吸音清，未闻及干湿啰音。全腹平软，无压痛。舌质暗，苔薄，脉细涩。

辅助检查：胃镜示：反流性食管炎（中度）；慢性浅表性胃窦炎伴胆汁反流。

中医诊断：噎膈（气滞血瘀）。

西医诊断：胃食管反流。

治则：活血化瘀，降气和络。

方药：血府逐瘀汤加减。

丹参15g，砂仁8g，半夏10g，枳壳10g，旋覆花10g，降香10g，蒲黄15g，五灵脂15g，延胡索12g，炒赤芍12g，茜草12g，桃仁10g，红花6g，浙贝母12g，升麻6g。配方颗粒，15剂，每日1剂，水煎服。

二诊（2009年4月30日）：胸骨后疼痛缓解，胸膈疼痛渐减，吞酸、梗阻好转。舌质暗，苔薄，脉细涩。继服上方30剂。

三诊（2009年6月2日）：服后，诸症皆除。

按语及体会：气滞日久入络，气机不利，气血瘀滞食道而致胃食管反流，辨证为气滞血瘀型。该病缠绵难愈，久病入络，瘀滞内阻，治以活化瘀滞、降气和络，用血府逐瘀汤加减。药症合拍，症状缓解。

周德丽点评：本病病程较长，为实证。气滞多为七情所伤，肝气郁结，失于调达，致肝气逆乘于胃，胃气上逆而嗳气，泛酸。气为血之帅，气行则血行，气滞则血瘀。血瘀内结，阻于食管或胃口，道路狭窄，甚则闭塞不

周德丽

通，食不得下，出现梗阻。血瘀停滞于胸，不通则痛，可见胸骨疼痛不舒。因气滞日久入络，气血瘀滞食道，气机不利，故治疗上重用活血化瘀，并以理气，使气行而血不瘀，瘀化而气不滞。

验案4：周某，男，52岁。初诊日期：2008年12月27日。

主诉：胃脘嘈杂反复6年。

现病史：患者胃脘嘈杂反复6年，曾在外院经胃镜检查诊为胃食管反流，服铝碳酸镁片治疗1个月，症状暂时缓解、停药易发。现症见：胃脘及胸骨后烧灼感，伴嗳气频作，脘胁胀满，泛吐酸水，情绪不佳时诸症加重，咽部异物感，咳之不出，咽之不下，寐差易醒，口苦口干，纳差，大便秘结，3～4日一行。

体格检查：神清，双肺呼吸音清，未闻干湿啰音。全腹平软，无压痛。舌质红，苔薄黄，脉弦细数。

辅助检查：电子胃镜：慢性浅表性胃窦炎。

中医诊断：嘈杂（胃阴亏虚）。

西医诊断：胃食管反流。

治则：养阴益胃。

方药：一贯煎加减。

沙参15g，麦冬10g，法半夏10g，枳壳10g，石斛15g，旋覆花10g，佛手10g，川楝子10g，白芍10g，莱菔子15g，决明子30g，蒲公英10g，甘草5g，生麦芽15g，生地黄15g。配方颗粒，15剂，每日1剂，水冲服。

二诊（2009年1月14日）：服药半个月，胸骨后灼痛、

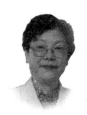

嗳气好转。舌质红，苔薄黄，脉弦细数。继续服药40余剂。

三诊（2009年2月25日）：诸症明显缓解，继续服药半个月巩固治疗。

按语及体会：本案患者辨证为胃阴亏虚，胃失濡润。病机为胃病日久，体内耗伤津液，胃阴不足，胃失濡润，胃燥生热，虚热内扰。治以养阴益胃，方中用沙参养胃阴，佛手、旋覆花和胃降逆，蒲公英清胃热，甘草利咽，莱菔子、决明子润肠通便。诸药配合，滋阴润燥，养阴而不碍胃，清热而不伤阴，药症相符，胃痛减轻，症状缓解。

周德丽点评：本病例诊为嘈杂，病机为胃阴亏虚，肝经有热，肝阳偏旺。治疗除养阴益胃润燥外，还以佛手、川楝子清肝和胃。嘈杂一证，若并见胃脘嘈杂隐痛，饥饱均作，口苦口黏，泛恶，纳少，咽干欲饮，剑突下区或胸骨后正中灼热、灼痛，夜间入睡易醒，大便干，数日一行，舌苔黄腻，质红，脉细弱，治疗时应采用通降、芳化、清热之法。治疗上若单纯着眼于"湿"，予以温化，则症状难除；若侧重于"热"，用药寒凉，则会因苦寒太过，其症更甚。常用药：赭石、紫苏梗、藿香、佩兰、砂仁、姜半夏、黄连、黄芩、白花蛇舌草。若舌苔白腻，可选用蔻仁、川厚朴；泛酸，大便偏干，可选瓦楞子、决明子；泛酸，大便稀，选用海螵蛸、砂仁、苍术；若胃阴已伤或胃阴不足，舌苔少，质红，少津，灼热欲吐，难以入睡，饥不欲食，可采用甘润养阴之法，选用太子参、石斛、沙参、白芍、百合、甘草、枳壳、佛手、厚朴、淮山药、麦冬等药。

验案5：吴某，女，45岁。初诊日期：2009年4月15日。

主诉：咽喉不适、胸痛、胃胀、泛酸1月余。

现病史：患者平时嗜食辛辣，近1个月来咽喉不适，胸痛，胃胀，泛酸，嗳气，腹胀，纳差，平时有神疲乏力、口苦咽干、畏寒肢冷等症状。

体格检查：神清，双肺呼吸音清，未闻干湿啰音。全腹平软，无压痛。舌质淡红有齿痕，苔薄黄，脉细弦。

辅助检查：胃镜检查（2009年3月12日）示：慢性浅表性胃窦炎；反流性食管炎。病理检查：慢性胃炎（++），萎缩（+），肠化（+），Hp（+）。肝胆B超：胆囊结石。

中医诊断：噎膈（脾胃虚弱）。

西医诊断：胃食管反流。

治则：健脾和胃，降逆祛浊。

方药：五味清胆汤合四君子汤加减。

蒲公英15g，紫花地丁15g，川黄连6g，旋覆花10g，赭石20g，半夏10g，吴茱萸6g，白术10g，茯苓10g，太子参10g，大枣10g，甘草10g。配方颗粒，15剂，每日1剂，水冲服。

二诊（2009年4月30日）：症状明显改善，胸痛缓解，泛酸、嗳气、腹胀症状基本消失，口苦咽干、畏寒肢冷等症状有所改善。继服上方。

三诊（2009年5月4日）：继服上方2个月，诸症皆除。

按语及体会：本案辨证为脾胃虚弱，浊气上逆。谷不消则腹胀满而气逆；胃中浊气反流到咽部而吞酸、口苦咽

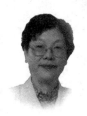

干；脾胃气虚，清气不升，浊气不降，肺失清肃，胃失和降，可引起嗳气；脾胃虚弱，运化失常，气血生化乏源，则神疲乏力、纳差。治疗以清热泻浊、和胃降逆为法。病机演变及转归：脾为生痰之源，温运脾阳，健脾运湿，配以清热法，降逆和胃，使脾运湿化，症状缓解。患者有畏寒肢冷等症，酌加吴茱萸一味温中散寒，降逆止呕。《本草经疏》云："吴茱萸辛温暖脾胃而散寒邪，则中自温、气自下，而诸证悉除。"

周德丽点评：本案患者为典型的脾胃虚弱型，治疗上从脾胃入手，用四君子汤调理脾胃，补益脾胃之气，复其运化受纳之功，以达到"调补脾胃，升举清阳，制约浊阴之气上逆"的目的。本案患者B超示胆囊结石，结石阻滞胆道，胆汁无法正常疏泄，郁积胆道，湿热内阻，郁而发热，痰热上逆，给予经验方五味清胆汤清泄肝胆湿热，热除而胃安。

附：Barrett食管

Barrett食管是指食管下段的复层鳞状上皮被单层柱状上皮所替换的一种病理现象。本病本身可无特殊症状，当呈现食管炎、溃疡、癌变时才会出现相应的反流症状，部分Barrett上皮易发生癌变。目前认为，Barrett食管系先天性食管上皮发育异常或是长期反流的结果，故对具有非心源性胸骨后疼痛、反酸、吞咽疼痛、吞咽困难等症状的患者应尽早行吞钡X线检查及内窥镜检查。

对于本病，当前中医尚没有统一命名，《中医病证治法术语》中将反流性食管炎命名为"食管瘅"，而Barrett食管是反流性食管炎的并发症之一。因Barrett食管只是食管黏膜上皮的病理改变，故很难与确切的中医病名相对应。Barrett食管通常本身不引起症状，主要表现为胃食管反流症状，如烧心、反酸、胸骨后疼痛和吞咽困难等，以此可按照中医学的"噎膈""吐酸""胸痛""胃脘痛""嘈杂""食管瘅"等疾病来诊断。

【治疗思路】

中医学认为，本病是多种原因导致肝郁脾虚，胃气上逆，痰、气、瘀互结于食道，胃失通降，甚则食入反出。《素问·通评虚实论》曰："隔绝闭塞，上下不通，则暴忧之病也。"《医宗必读》云："大抵气血亏损，复因悲思忧恚，则脾胃受伤，血液渐耗，郁气生痰，痰则塞而不通，气则上而不下，妨碍通路，饮食难进，噎塞所由成也。"其基本病因病机：①气滞、痰凝、血瘀互结：一般认为，本病的形成与精神因素引起的气滞、痰凝、血瘀互结有关。《素问·至真要大论》曰："诸湿肿满，皆属于脾。"忧思则伤脾，脾伤则气结，气结则津液不布，内停于体内，遂产生痰湿等病理产物，痰气交阻食道；恼怒则伤肝，肝伤则气滞，气滞则血行不利，血行不利则血瘀，瘀血阻滞食道。气滞、痰凝、血瘀郁结食道，饮食噎塞难下而成本病。另外，肝郁气滞导致肝胃不和、胃气上逆、痰气交阻也是Barrett食管不可忽视的病机之一。②酒食所伤，津亏血燥，食道干涩：一些医家认为，本病与酒食所伤有关。酒食助湿生热，若嗜酒无度，过食肥甘，易损脾阳，则易酿生痰浊等不利产物，使食道窄隘；若恣食辛香

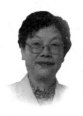

燥热等物，易耗气伤津，进而亏虚，阴虚血燥，则使食道干涩，均可妨碍咽食而发生本病。③热毒内蕴：张子和曰："三阳者，大小肠膀胱也，小肠热结则血脉燥，大肠热结则便闭，膀胱热结则津液枯，三阳既结，便闭不通，火反上行，所以噎食不下。"热毒内蕴，日久伤津，可导致津伤血耗，失于濡润，食道干涩而渐成本病。

周德丽教授按中医理论将Barrett食管分型进行辨证。

1.肝郁气滞型

情志所伤，气郁伤肝，肝气久郁，致气机阻滞，肝胃不和，肝脾不和，胃气上逆，痰气交阻，不通则痛；化而为火，火性炎上，津亏血燥。临床表现为烧心，腹胀，嗳气频繁，纳差，胸闷，大便时干，舌质淡，苔薄，脉弦。

2.痰气交阻型

饮食不节，过食肥甘，易损脾阳，则易酿生痰浊等不利产物；忧思则伤脾，脾伤则气结，气结则津液不布，内停于体内，遂产生痰湿等病理产物，痰气交阻食道，使食道窄隘。临床表现为咽部不适，似有物梗阻，胸闷，胸骨后不适，灼热感，时吐酸，后背痛，睡眠差，易醒，舌质暗，舌苔薄白，脉弦。

3.气滞血瘀型

恼怒则伤肝，肝伤则气滞，气滞则血行不利，血行不利则血瘀，瘀血阻滞食道。临床表现为干咳，剑突下烧灼，隐痛不适，多在晨起明显，运动后症状减轻，纳可，大便溏，舌质暗红，苔薄，脉弦。

4.热毒内蕴型

在运化过程中功能失调，气滞、痰凝、血瘀日久，郁而化热，蕴热生毒而致热毒内蕴，日久伤津，可导致津伤血耗，失于濡润，食道干涩而渐成本病。临床表现为胃脘部灼痛，吞咽梗塞，烧心，口干口苦，眠差，舌质红，苔黄，脉弦或数。

5.脾虚瘀阻型

脾胃受损，脾气虚弱，血行不利，瘀血阻滞食道。临床表现为胃脘部隐痛，憋闷不舒，纳食差，消瘦，受凉或进食油腻、辛辣食物即发，无反酸，烧心，面色稍暗，咽部有异物感，睡眠差，舌质淡暗，苔白腻，脉弦细。

周德丽教授认为，清热解毒、开郁行气、化痰散结、活血化瘀、和胃降逆为本病的治疗大法。拟方以五味消毒饮变方五味清胆验方合胃舒散化裁。本病的病理性质为本虚标实，津枯血燥为本，气滞、痰凝、血瘀、热毒等为标，标本之间相互影响，促使病情发生发展。因此，治疗过程中始终不忘顾护胃阴、胃气，养血、滋阴、润燥。临证中酌加滋阴之品石斛、芦根、知母等，疗效多满意。

尽管导致Barrett食管的病因不同，其不同阶段的病机也有所侧重，但最终病理产物和共同病理过程则为气滞、痰凝、血瘀、热毒等，气、痰、瘀、热、毒互结于食道，津亏血燥，导致食道干涩，此为Barrett食管发病的病机关键，其中气滞及热毒是不可忽视的重要病机，所以治疗上强调疏肝解郁、和胃降逆、清热解毒、养阴生津、行气散结，可用五味清胆验方清热解毒，胃舒散疏肝解郁、和胃

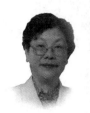

降逆。临床上，气、痰、瘀、热、毒等每多兼杂互见，有时难以截然分开，而本虚多为津亏、血耗、阴损，故治疗总以开郁化痰、行瘀散结、清热解毒、和胃降逆为原则，始终不忘养阴润燥。因本病病位在胃及食道，胃为阳土，喜润而恶燥，故在治疗过程中应注意：治标当顾护津液，忌温燥之品以劫胃阴，如木香、砂仁用量不宜过大；治本应保护胃气，可用海螵蛸、煅牡蛎、白及等，忌苦寒之属以伤胃阳，如山栀子等，且不可多用滋腻之剂以滞胃气，如熟地黄、阿胶等；投药当以清润和降为顺，以顾护胃气为主，以生津养胃为要，如用生地黄、芦根、玄参、太子参、甘草等。存得一分津液，留得一分胃气，在本病的辨证论治过程中有着重要的意义。本病虽有气、瘀、痰、热、毒之不同，但在治疗过程中均应加入滋阴养血、润燥之品，以标本兼顾，治标而不忘本。

中医治病的理念是不治已病治未病，未病先防，已病防变。对于Barrett食管的致癌因素，不管是何种反流物，首先要护胃气，健脾复元是基础。用西医学的观点来说就是保护黏膜组织，促进破损黏膜组织修复，同时抑制其过度增生。护膜多用海螵蛸、白及，海螵蛸还可以吸附反流物达到祛邪外出的目的。健脾复元多用太子参、黄芪、白术、淮山药等。如有肠上皮化生及异型增生，加入白花蛇舌草、半枝莲、田基黄等抗癌防变的中草药；如舌紫暗，加入桃仁、丹参、三棱、莪术、当归、川芎、浙贝母等活血化瘀祛痰药以改善局部微循环。一般治疗3～6个月，可使部分变异细胞逆转。

【临床验案】

验案1：丁某，男，39岁。初诊日期：2008年10月28日。

主诉：烧心2个月。

现病史：上腹烧心2个月，腹胀，嗳气频繁，纳差，胸闷胁痛，大便干，日1次，一直服用泮托拉唑未效。

体格检查：神清，心肺检查未见异常。全腹平软，无压痛。舌质淡，苔薄黄，脉弦。

辅助检查：电子胃镜示：Barrett食管待查；慢性浅表性胃窦炎。病理示：食管组织2粒，其中1粒为食管鳞状上皮慢性炎并伴有柱状上皮化生，符合Barrett食管。

中医诊断：嘈杂（肝郁气滞）。

西医诊断：Barrett食管。

治则：理气解郁，和胃降逆。

方药：清胆验方合胃舒散加减。

法半夏10g，香附10g，陈皮10g，枳壳20g，佛手10g，砂仁6g，郁金15g，海螵蛸30g，浙贝母15g，赭石30g（先煎），旋覆花10g。配方颗粒，7剂，每日1剂，水冲服。

二诊（2008年11月6日）：进上药后嗳气，腹胀、胁痛症状减轻，大便通畅，日1次，病情已经明显好转。气机得疏，症状缓解，防理气阴伤，上方去枳壳、佛手。配方颗粒，7剂，每日1剂，水冲服。

三诊（2008年11月14日）：嗳气症状消失，时有腹胀，进食后明显，余症皆无。复查胃镜：食道黏膜光滑，无充血水肿，慢性非萎缩性浅表性胃窦炎。上方去赭石、

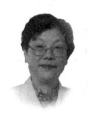

旋覆花，继服3个月巩固治疗。

按语及体会：本案辨病为嘈杂，辨证为肝郁气滞。肝气郁结，横逆犯胃，胃气上逆，则上腹烧心、腹胀、嗳气频繁；气机不利，则胸闷不舒、胁痛；肝胃不和，脾胃受损，则纳食减少；气郁化火津伤，则大便干。一诊用清胆验方，即五味清胆验方去五味，疏肝和胃，症状缓解。二诊症状明显好转，防理气阴伤，去枳壳、佛手。三诊嗳气消失，即去赭石、旋覆花，药症切合，症愈。

周德丽点评：中医学认为，肝主疏泄，喜调达。若情志所伤，气郁伤肝，肝气不舒，则横逆犯胃，胃气上逆，使痰、气、瘀互结于食道，致气机阻滞，痰气交阻，不通则痛；肝气久郁，郁而化热，化而为火，火性炎上，灼伤津液，则可见烧心。急则治其标，缓则治其本，故治疗时给予海螵蛸、赭石、浙贝母、旋覆花和胃降逆为主，配香附、佛手、郁金、枳壳理气疏肝，使气机得疏，症状缓解。

验案2：王某，女，54岁。初诊日期：2008年10月28日。

主诉：胃脘部胀闷不适1年余。

现病史：患者胃脘部胀闷不适1年余，曾间断服用抑酸药治疗，疗效欠佳，为求中医治疗来我院就诊。症见胃脘部憋闷不舒，偶隐痛，纳差，消瘦，不能食凉及油腻、辛辣食物，无反酸，烧心，面色稍暗，咽部有异物感，睡眠差，二便正常。

体格检查：神清，心肺检查未见异常。全腹平软，无压痛。舌质暗红，苔白腻，脉弦细。

辅助检查：胃镜示：Barrett食管；慢性浅表性胃窦炎，Hp（+）。

中医诊断：痞满（脾气虚弱）。

西医诊断：Barrett食管；慢性浅表性胃窦炎。

治则：健脾益气，解毒化痰散瘀。

方药：五味清胆验方加减。

陈皮15g，法半夏9g，茯苓15g，白豆蔻12g，紫苏梗15g，蒲公英15g，紫花地丁15g，黄芩15g，海螵蛸20g，浙贝母12g，莪术10g，枳壳10g，半枝莲15g，丹参30g，檀香3g，砂仁6g，浮小麦30g，莱菔子20g，郁金15g。配方颗粒，15剂，每日1剂，水冲服。

二诊（2008年11月13日）：服上药后，症状明显减轻，诉胃脘部偶有不适，间断发作，咽干、口干，烧心，口腔溃疡，嗳气，纳食增，睡眠可，二便尚可。舌质暗红，苔白腻，脉弦。心脾积热，循经上炎，又热盛耗伤津液，气阴两虚兼有血瘀。治宜益气养阴生津，清热解毒，活血散瘀。调方如下。

丹参30g，檀香3g，砂仁6g，紫苏梗15g，枳壳10g，黄连12g，黄芩15g，七叶一枝花15g，海螵蛸30g，浙贝母12g，煅瓦楞15g，香附6g，白花蛇舌草20g，玉蝴蝶10g，佛手10g。配方颗粒，15剂，每日1剂，水冲服。

三诊（2008年11月29日）：胃脘部偶不适，时有烧心，口腔溃疡消失。舌质红，苔白，脉弦。调方如下。

丹参30g，檀香3g，砂仁6g，紫苏梗15g，海螵蛸30g，

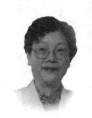

浙贝母12g，煅瓦楞子15g，黄连12g，黄芩15g，焦栀子15g，玄参15g，蒲公英20g，玉蝴蝶10g，佛手10g。

服药2月余，复查胃镜示：食管正常，慢性浅表性胃炎，Hp（-）。

按语及体会：本案因脾气虚弱，邪毒内犯，脾虚肝乘，肝郁气滞犯胃，痰瘀交阻而成。治宜健脾益气，解毒化痰散瘀。药用蒲公英、紫花地丁、黄芩、白花蛇舌草、七叶一枝花、半枝莲清热解毒。舌为心之苗，口为脾之窍，阴虚火炎，循经上行，发生口腔溃疡。本病后期有不同程度的津亏血耗之症，故选用玉蝴蝶等理气不伤阴的药物。黄连入心经清心火，黄芩、焦栀子清三焦之热。在整个治疗过程中，扶正祛邪贯穿始终，体现了中医治病必求其本的原则，做到了扶正不留邪，祛邪不伤正。

周德丽点评：治疗本病时应抓住胃病的生理、病理、治疗3要素，即生理上以降为顺，病理上因滞而满，治疗上以通祛疾。胃为腑脏，水谷之海，"传化物而不藏"，只有保持畅通之性，才能发挥其纳食传道之功。

验案3：奉某，男，35岁。初诊日期：2009年4月12日。

主诉：胸痛1月余。

现病史：胸痛、胸闷、咽喉不适、胃胀泛酸1月余。患者平时吸烟、嗜食辛辣，就诊时胸骨后灼痛，胸闷不适，并有泛酸、嗳气、腹胀、纳差，平时有神疲乏力、口苦等症状。

体格检查：神清，心肺检查未见异常。全腹平软，无压痛。舌嫩大，有齿痕，舌苔薄黄，脉细。

辅助检查：胃镜示：慢性浅表性胃窦炎；Barrett食管待查。病理检查：符合Barrett食管，食管黏膜萎缩（＋），肠上皮化生（＋）。

中医诊断：胸痛（脾气虚弱，痰气交阻）。

西医诊断：Barrett食管；慢性浅表性胃窦炎。

治则：清热解毒，健脾祛湿，降逆和胃。

方药：五味清胆验方合四君子汤加减。

蒲公英15g，紫花地丁15g，川黄连6g，枳壳10g，川厚朴10g，陈皮10g，法半夏10g，柴胡6g，海螵蛸20g，茯苓20g，白及15g，太子参10g，大枣10g，甘草10g，郁金10g，白花蛇舌草15g，神曲10g。配方颗粒，30剂，每日1剂，水冲服。

二诊（2009年5月30日）：服药6周后，症状明显改善，胸骨后灼痛、胸闷不适的感觉缓解，泛酸、嗳气、腹胀的症状基本消失，口苦等症状也有一定程度改善。四君子汤补中益气，健运脾胃，脾渐运，胃渐强，症状改善。复查胃镜示：食道黏膜正常。继续维持治疗2个月收功。

按语及体会：《素问·灵兰秘典论》曰："脾胃者，仓廪之官，五味出焉。"《灵枢·邪客》曰："五谷入于胃也，其糟粕、津液、宗气分为三隧，故宗气积于胸中。"宗气的生成赖于脾胃的精气。宗气聚于胸中，贯注心脉，沿三焦下行方式布散全身。本案患者脾胃虚弱，中焦湿热，正虚邪犯，邪毒内犯，气机失调，气虚运血无力，血行不畅，发为胸痛。饮食不节，脾胃受损，脾胃虚弱，中运失常，中焦湿热，逆乘上焦，气滞与痰客结于膻

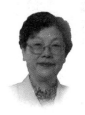

中、气道，则胸骨后灼痛，闷胀不适；谷不消则腹胀满而气逆；胃中浊气反流到咽部而吞酸、口苦、咽喉不适；脾胃气虚，清气不升，浊气不降，肺失清肃，胃失和降，均可引起嗳气；脾胃虚弱，运化失常，气血生化乏源，则神疲乏力、纳差。治以清热解毒、健脾祛湿、降逆和胃为法。本案有肠上皮化生，应警惕癌变，除了清热解毒、吸附反流物外，还要以活血祛瘀药郁金入血分以解肝胆之郁，白及护膜，促进黏膜组织修复。

周德丽点评：患者嗜食辛辣，饮食不节，脾胃受损，脾气虚弱，运化失常，脾气该升不升，胃气该降不降，以致气机失常，痰瘀停滞于胸前，而出现胸痛、胸闷。治疗以五味清胆验方清中焦湿热，和胃降逆，四君子汤健脾胃，以达到标本兼治的目的。

胆汁反流性胃炎

胆汁反流性胃炎是由于十二指肠内容物反流入胃，破坏胃黏膜屏障，引起氢离子向胃上皮细胞内反渗，造成胃黏膜慢性炎症、糜烂。电子胃镜下见胃底黏液湖黄染，胃黏膜水肿，红斑甚至糜烂，并有反流的胆汁斑着色。

胆汁反流性胃炎以胃脘痛、灼热泛酸、纳呆口苦、恶心内泛、嗳气频频为主要症状，属于中医学"胃脘痛""嘈杂""痞证"的范畴。

【治疗思路】

胆附于肝，并有经脉互为络属，构成表里关系。胆汁

周德丽

来源于肝之余气，肝主疏泄，胆汁的正常排泄和发挥作用有赖于肝的正常疏泄。胆汁泄于小肠，参与饮食的消化，是脾胃得以正常运化的前提。若肝胆气滞，疏泄失职，就会影响胆汁的分泌与排泄，进而影响脾胃的运化功能，胃失和降，胆汁上逆，日久化热伤及胃络。因此，疏肝利胆、调整气机以升清降浊是治疗本病的主要原则，临证时应辨寒热虚实。

周德丽教授认为，胆汁反流性胃炎的基本病机为本虚标实，虚实夹杂。本虚为脾失健运，升降失常；标实为肝胃不和，胆火犯胃，胃气上逆，湿热内蕴，胃络瘀阻。由于脾胃失调，脾气当升不升，胃气当降不降，肝不随脾升，胆不随胃降，胆胃不和，胆气上逆而见胆汁反流入胃。所以，无论何种原因导致肝失调达、脾失健运、胃失和降，胃气上逆均可出现反流现象。《灵枢·四时气》中说："善呕，呕有苦……邪在胆，逆在胃，胆液泄则口苦，胃气逆则呕苦，故曰呕胆。"治疗以疏肝理气、和胃降逆、标本兼治为原则。本病正是由于肝气郁结，疏泄失常，肝气夹胆汁横逆犯胃，而致胃失和降，故发胃脘灼痛、嗳气吞酸、口苦、恶心之症。《沈氏尊生方》云："胃痛，邪干胃脘病也，惟肝气相乘为尤甚，以木性暴且正克也。"木郁肝气逆之于土，邪在胆，或胆胃上逆，是产生胆汁反流入胃的主要原因。此从病理上概括了胆汁反流的主要病机在于邪犯肝胆，腑气不通，肝胆郁热上逆脾胃，使脾胃升降失常，胃气上逆。本病虽表现于胃，实在肝胆与肠腑之气不通。根据五行生克理论，木能克土，通

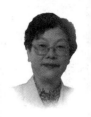

过治肝来恢复正常的肝克脾的生理关系，使肝的疏泄功能正常，扶助脾的运化功能，让胆汁回归肠道，实为治疗本病之大法。

（一）辨证论治

1.肝（胆）胃不和型

此型多见于伴有胆囊炎或有赘生物或结石患者。为肝郁气滞，胆逆犯胃。主要表现为脘腹痞胀，纳差，呕吐酸苦水，纳呆厌油，症状随情绪波动而加剧，动则烦怒，嗳气，叹息，口干口苦。舌红，苔薄黄，脉弦。

治则：清胃疏肝利胆。

方药：胃舒逍遥散加减。

柴胡6g，枳壳15g，厚朴15g，黄芩10g，法半夏10g，延胡索15g，陈皮10g，白芍10g，海螵蛸20g，浙贝母12g，木蝴蝶10g，佛手10g，神曲10g，郁金10g。

组方思路：肝郁气滞，胆逆犯胃，多出现脘腹痞胀或嗳气等气滞之症。现代研究发现，柴胡、枳壳、厚朴、木蝴蝶等能调节胃肠运动，促进胃排空，增加幽门括约肌紧张度，防止胆汁的反流；郁金有促进胆汁分泌和排泄的作用；海螵蛸含有碳酸钙，能中和胃酸，改变胃内pH值，降低胃蛋白酶活性，促进创面愈合；白芍有抗炎、镇痛、促进胃肠运动、抗胃溃疡的作用；半夏有镇吐的作用；甘草能解痉镇痛。全方诸药共用，木能克土、酸能克甘，可使肝气条达，胆胃谐和，使胆汁回归肠道，从而达到胆汁自止、黏膜修复的目的，消化力量自然加强，腑气通畅，胃气增强，反流消失，胃与食管免受胆汁损害，恢复正常。

2.肝胃郁热型

此型多合并胃肠神经官能症，临床最多见，为周德丽教授治疗之重点。

治则：清胆和胃，平肝制酸，健脾助动护膜。

方药：温胆汤、枳术散、逍遥散验方合方加减。

蒲公英15g，紫花地丁15g，川黄连10g，竹茹10g，枳壳10g，川厚朴10g，白及15g，柴胡6g，海螵蛸20g，浙贝母12g，陈皮10g，法半夏10g，茯苓10g，甘草10g，郁金10g，赭石10g，白芍20g。

组方思路：温胆汤清胆热、和胃气，加蒲公英、紫花地丁、川黄连之杀菌解毒之品杀灭幽门螺杆菌；枳术散破气滞、降逆气而健脾，帮助恢复胃肠动力；逍遥散验方有平肝制酸护膜的功能。全方起到清胆和胃、平肝制酸、健脾助动护膜之功。方中半夏、郁金除湿化痰、和胃止呕；茯苓、甘草健脾和胃、渗湿化痰；海螵蛸、浙贝母制酸止痛、活血敛疮；蒲公英、紫花地丁泻火解毒，清胃中之邪热而不伤阴；川黄连清热解毒、泄胆和胃；竹茹清热止呕。柴胡为少阳胆经之主药，而其功效多见于肠胃，其善理肝胆，使胆汁流通无滞，自能入于肠中消化食物积聚，以成推陈致新之功也。《神农本草经》论柴胡，谓其能去肠胃中结气、饮食积聚、寒热邪气，推陈致新。柴胡与苦温之川厚朴配伍，辛开苦降，开痞散结，有助清化湿热；柴胡、枳壳合用可明显增强胃排空及小肠推进功能。白芍既可增强肝的疏泄功能，使木能克土，发挥肝与脾胃的正常生理功能，又可提高胃肠活力，促进胃黏膜的修复，同

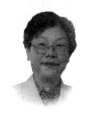

时具有缓急止痛之效；白及生肌敛疮，修复黏膜乃不可或缺之品。呕恶者，慎用柴胡，以免升提太过；腹胀甚者，制酸之品不可多用，以防涩滞。

3.脾胃虚弱型

此型见于功能性消化不良、小肠吸收不良者。表现为胃脘胀闷，胃痛隐隐，恶心，呕苦水，或口苦，纳呆，乏力，消瘦。舌淡胖，苔白，脉沉细。

治则：健脾益气，理脾消滞。

方药：益气健脾验方合胃舒散加减。

党参或太子参15g，白术10g，黄芪10g，淮山药20g，白芍10g，枳壳10g，川厚朴10g，柴胡10g，海螵蛸20g，浙贝母12g，陈皮10g，法半夏10g，茯苓10g，甘草10g，郁金10g。

组方思路：本方因党参或太子参、白术、黄芪、淮山药为益气健脾的主要用药而得名。《本草从新》言党参补中益气，和脾胃，除烦渴。治脾胃虚弱，气血两亏，体倦无力，食少，口渴，久泻，脱肛。虚不受补者用太子参益气不动虚火，甘润补脾；黄芪助参之补气功效；淮山药善补脾阴，补而不腻。胃舒散前文已述，为理气良方，两方相合，脾胃健，气滞行。

4.气滞血瘀型

此型多见于慢性乙型肝炎或肝硬化患者。气之于血，若阴之于阳，互根互用。凡伤于气，必累及于血；伤于血，亦必及于气。气行则血行，气滞则血瘀。气病则血不能独行，血病则气不能独化。胃为多气多血之腑，气滞血

周德丽

瘀阻络，则不通而致胃痛。肝脉布于两胁，故临床表现为胃脘胀痛或刺痛，嗳气，善叹息，呕吐苦水，脘腹胀闷，痛及两胁，入暮加重，烧心，嘈杂。舌紫苔白，脉沉弦而涩。

治则：疏肝理气，活血化瘀。

方药：四逆散合血府逐瘀汤加减。

柴胡10g，赤芍10g，白芍10g，当归10g，川芎10g，生地黄15g，枳实10g，牛膝10g，桔梗10g，香附15g，川楝子10g，甘草10g，丹参10g，砂仁6g，延胡索15g，陈皮6g，鸡内金20g。

组方思路：四逆散疏肝理气，调和脾胃。方中柴胡、芍药入肝，枳实、甘草入脾胃，故能疏肝理气，调和脾胃。芍药、甘草相伍，可以除血痹、缓挛痛，有缓急止痛之功；枳实、芍药相合，为《金匮要略》枳实芍药散，原治产后腹痛、烦满不得卧之症，现多以其行气理血。合而论之，本方具有疏肝理脾、和营消满的功效。血府逐瘀汤为王清任诸逐瘀汤中活血化瘀的基础方、经典方，本方既可行血分之瘀滞，又可解气分之郁结，活血而不耗血，祛瘀又能生新，使"血府"之瘀逐去而气机畅通，从而诸症悉除，故名"血府逐瘀汤"。方中当归、川芎、赤芍活血祛瘀；当归、生地黄养血化瘀；柴胡、枳实疏肝理气；牛膝破瘀通经，引瘀血下行；桔梗开肺气，引药上行；甘草缓急，调和诸药。两方共奏活血调气之功。

5.胃气上逆型

此型多见于胃肠神经功能紊乱、神经性呕吐患者。

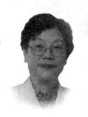

脾主升，脾气升，则水谷之精微得以输布；胃主降，胃气降，水谷及糟粕得以下行。又胃属燥，喜润恶燥，脾属湿，喜燥恶湿，二者相反相成，两脏燥湿相济，阴阳相合，共同完成食物的传化过程，如《临证指南医案》曰："太阴湿土得阳始运，阳明燥土得阴自暗。"故脾胃在生理上互相联系，病理上互相影响。本型多表现为频繁呕吐、呃逆、泛酸、反胃、胃脘胀痛、隐痛。

治则：调理气机，升清降浊。

方药：丁香柿蒂汤合旋覆代赭汤加减。

蒲公英15g，紫花地丁15g，木香6g，砂仁10g，丁香10g，党参15g，黄芪15g，淮山药20g，白芍10g，枳壳10g，川厚朴10g，旋覆花10g，赭石15g，百合15g，沙参15g，玉竹10g，海螵蛸20g，浙贝母12g，佛手10g，法半夏10g。

组方思路：丁香柿蒂汤来源于《寿世保元》，原治吐利、大病后胃中虚寒，呃逆至七八声相连，收气不回，究其病机乃胃气上逆，丁香柿蒂汤温中降逆、益气和胃，最为适宜。旋覆代赭汤是降气的常用方子，主治胃气虚弱，痰浊内阻，心下痞硬，噫气不除，或反胃呕逆，吐涎沫，舌淡苔白滑，脉弦而虚。降气、化痰、益气并用，以降气化痰为主，补气为辅。两方合而加减，降逆之功卓著。

6.胃阴不足型

此型多见于胆汁反流引起的萎缩性胃炎患者。本型病机为肝失疏泄，横犯脾胃，肝胃失和，气滞血瘀，郁而化火，耗伤胃阴，胃失荣润，不荣则痛。临床表现为胃脘隐

71

痛、灼热，纳呆，干呕口渴，口干咽燥，嗳气，便结。舌红少津或少苔，脉细数。

治则：气阴双补，温润相济。

方药：一贯煎加减。

沙参15g，麦冬15g，玉竹10g，太子参15g，生地黄15g，白芍30g，竹茹10g，天花粉10g，法半夏10g，当归10g，枸杞子10g，枳壳10g，佛手10g，淮山药20g，扁豆10g，炒麦芽10g，蒲公英10g，白花蛇舌草10g，甘草6g，川楝子10g，乌梅10g，香附10g。

组方思路：一贯煎出自清代名医魏之琇的《续名医类案》，功能滋养肝肾，疏肝理气。方中用生地黄滋阴养血以补肝肾为君；沙参、麦冬、当归、枸杞子配合君药滋阴养血生津以柔肝为臣；更用少量川楝子疏泄肝气为佐、使。上药共奏滋阴疏肝之功。玉竹、天花粉、太子参等入胃经、滋胃阴，加强滋阴作用；枳壳、佛手等理气之品，使滋而不腻；蒲公英、白花蛇舌草清胃中之邪热而不伤阴，防止癌变。结合西医学，太子参、淮山药等益气药物均能增强机体免疫功能；白芍、乌梅等酸味药柔肝生津敛阴，补充萎缩性胃炎分泌不足之胃酸；养阴药物能改变胃黏膜内环境，并增加微量元素；太子参、甘草益胃补气资化源；枳壳、香附等理气活血药能扩张血管、改善胃黏膜血液循环和营养状况，促使胃黏膜细胞再生，加快黏膜恢复正常。

（二）饮食调节

饮食上强调戒烟酒，避免暴饮暴食，清淡饮食，不宜

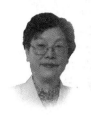

食鸡、鸭等胆固醇含量高的食品，药食相辅才有良好的效果。周德丽教授认为，凡肝胆之病，不宜食鸡，乃因《素问·金匮真言论》有云："五脏应四时，各有收受乎……东方青色，入通于肝……其味酸，其类草木，其畜鸡。"因同气相求，故肝胆为甲、乙木，鸡属木，木得木旺，则食鸡而肝胆火旺。因此，有肝胆病之人食鸡徒增胁痛口苦、心烦不适之症。临证中，凡胆汁反流性胃炎患者，劝其不宜食鸡肉。

【临床验案】

验案1：杨某，女，38岁。初诊日期：2009年2月27日。

主诉：反复胃痛3年，泛酸1月余。

现病史：患者平素寡言少语，经常郁闷不欢。自诉反复胃痛3年，曾在附近医院行钡餐检查，诊断为慢性胃炎，服用复方氢氧化铝片、硫糖铝等，症状可以减轻，但反复发作。近1个月来胃痛时作，并出现泛酸，今为求中医药治疗，故来诊。现症见：胃脘胀满，伴烧心、泛酸、嗳气，疼痛常在饭后2～3小时发作，每次持续1～2小时，有时夜间也发作，胸胁窜痛，郁闷不舒，口干，纳差，情志不舒时上症加重，寐欠佳，大便干，小便调。

体格检查：神清，精神欠佳，舌暗红，苔薄黄，脉弦数。心肺查体无特殊。全腹平软，左上腹轻压痛，无反跳痛。

辅助检查：电子胃镜：慢性浅表性胃窦炎伴胆汁反流，反流性食管炎（轻度），Hp（++）。^{14}C呼气试验：Hp（++）。

73

中医诊断：胃痛（肝胃不和，气滞血瘀）。

西医诊断：胆汁反流性胃炎。

治则：疏肝和胃，理气行瘀。

方药：五味清胆验方合胃舒散加减。

紫花地丁15g，蒲公英15g，川黄连10g，黄芩10g，吴茱萸10g，柴胡10g，枳实10g，厚朴10g，苍术10g，陈皮10g，泽泻10g，白芍15g，白及15g，海螵蛸20g，浙贝母12g，鸡内金10g，炙甘草8g，赭石10g，煅牡蛎20g。配方颗粒，3剂，每日1剂，水冲服。

二诊（2009年3月3日）：服药3剂，症状明显减轻，疼痛发作次数减少，烧心、泛酸减轻，仍食欲不振、嗳气不舒。舌脉同上。继予上方4剂。

三诊（2009年3月7日）：服后，疼痛发作次数减少，疼痛感减轻，烧心、泛酸消失，胀满，反酸，食欲不振。舌淡红，苔薄白，脉弦。上方去黄连、白及，加佛手、川楝子、炒三仙各10g，服6剂。

四诊（2009年3月14日）：3剂过后，疼痛无发作，食欲振，情志爽达。

按语及体会：肝胃不和证常用四逆散加味治疗，这是常法，临床较多的是变法。在应用疏肝法治疗本证时，要注意"疏肝不忘和胃，理气慎防伤阴"和"忌刚用柔"的使用原则。蒲公英具有广谱杀菌作用；黄连、黄芩清热解毒，能直接杀灭Hp；海螵蛸制酸止痛、收敛止血，与清热降痰、散结消肿之浙贝母，收敛制酸之煅牡蛎共同抑制胃酸、胃蛋白酶等物质的分泌。本案由情志失调，肝气郁

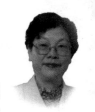

结，肝郁气滞，肝气横逆犯胃，胃失和降，气机郁滞中焦而成。患者初诊服药3剂过后，肝气得以疏泄，脾胃功能初步恢复，但气机郁滞仍未得到完全缓解。继进4剂，肝气疏达，但脾胃受损，运化失常，致胃脘胀满不适；胃气上逆，致反酸。上方去黄连、白及，加佛手、川楝子、炒三仙各10g，经加减后，肝气得疏，气机调和。

周德丽点评：肝胆在生理、病理上与脾胃有密切的联系。《素问·灵兰秘典论》云："肝者，将军之官，谋虑出焉。胆者，中正之官，决断出焉。"当今社会竞争激烈，胆主决断的功能凸显，胆官长期处于频频决断之环境中，胆火偏旺。另外，国富民强，人们饮食习惯发生了很大的改变，国人原有以纤维为主的饮食结构代之以高蛋白、高脂肪的饮食结构，使肝胆所藏之胆汁的结构发生变化，胆汁中胆固醇的浓度升高，造成胆囊结石生成，胆石形成对脾胃功能产生了一系列影响。

验案2：赵某，女，35岁。初诊日期：2009年4月13日。

主诉：上腹灼热2年余。

现病史：患者2年来反复出现上腹灼热，口干口苦，口臭，无呃逆，纳可，眠差，梦多，大便3日一行，质硬。门诊电子胃镜示：慢性浅表性胃窦炎伴胆汁反流。门诊西药服PPI制剂，症状反复，遂要求服中药治疗。

既往史：2年前因胆囊多发性结石行胆囊切除术。

体格检查：神清，双肺呼吸音清，未闻干湿性啰音。舌质淡红，苔薄黄，脉弦滑细。全腹平软，右上腹可见一长约8cm的手术疤痕，墨菲征（+），无反跳痛。

中医诊断：嘈杂（胆胃郁热）。

西医诊断：胆汁反流性胃炎；胆囊切除术后综合征。

治则：清胃泻火，疏肝和胃。

方药：五味清胆验方合胃舒散加减。

紫花地丁15g，川黄连10g，蒲公英15g，柴胡6g，海螵蛸20g，浙贝母12g，陈皮10g，法半夏10g，茯苓10g，川厚朴10g，枳壳10g，竹茹10g，芦根10g，白及15g，甘草10g。配方颗粒，7剂，每日1剂，水冲服。

二诊（2009年4月21日）：服药7剂，上腹灼热稍减，口干减，仍口苦，口臭减，大便干结。舌质淡红，苔薄黄，脉弦滑细。上方加郁金10g，继服15剂。

三诊（2009年5月7日）：服后，上腹灼热明显改善。口干无苦，口臭少，大便溏烂，日2次，舌脉同前。上方去竹茹，加木香6g、砂仁6g、党参10g，继服30剂。

四诊（2009年6月8日）：服后，上腹灼热基本消失，大便质软，日2次。

按语及体会：《临证指南医案》云："初病在经，久病入络，以经主气，络主血，则可知其治气治血之当然也。"本病病机为胆气犯胃，郁于中焦，胃中有热，胆胃不和。治疗先期以紫花地丁、川黄连、蒲公英清胃泻火；柴胡、陈皮、枳壳疏肝理气为主；蛸贝散（海螵蛸、浙贝母、白及）制酸平肝化痰，收敛、吸附胆汁。《顾氏医镜》云："补而不效者多实，攻而愈剧者多虚。"本病先实后虚，虚实夹杂，后期佐以木香、砂仁、党参健脾益气化湿。纵观全方，以清胃泻火、疏肝和胃为主，兼以健脾

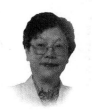

渗湿而达效。

周德丽点评：胆汁反流性胃炎属于中医学"胃脘痛""嘈杂""痞证"的范畴。肝胆气滞，疏泄失职，则胃失和降，胆汁上逆，日久化热伤及胃络。所以，疏肝利胆、调整气机以升清降浊是治疗本病的主要治疗原则。该病教科书上见胃中郁热型、肝胃郁热型，常用方为泻心汤合金铃子散、化肝煎。临床上根据经验用五味清胆验方，丰富了前人的治疗理念和方法，疗效更佳、更全面。因此，中医根据辨证常可以举一反三，总结经验而达效。

验案3：陶某，女，48岁。初诊日期：2009年9月18日。

主诉：上腹部反复胀痛1月余。

现病史：患者于1个月前无明显诱因出现上腹部胀痛，时有烧灼感，伴泛酸、嗳气，口干口苦，心情烦躁，汗出，潮热，纳寐可，大便溏烂，日行1次，小便可。曾到社区就诊，服药后没有明显好转，遂来我院就诊。现症见：上腹部胀痛，伴烧灼感，泛酸，嗳气，口干口苦，心情烦躁，汗出，潮热，纳寐可，大便溏烂，日行1次，小便可。

体格检查：神清，精神可，心情急躁，营养中等，心肺检查未见异常，腹平软，剑突下有轻压痛，无反跳痛，右上胁肋部有轻叩痛，肠鸣音正常。舌红苔白，脉弦细滑。

辅助检查：乙肝两对半示HBsAg（+），胃镜示胆汁反流性胃炎，B超提示胆囊炎。

中医诊断：胃痛（胃阴亏耗）。

77

西医诊断：胆汁反流性胃炎；胆囊炎；更年期综合征。

治则：滋阴清热健脾。

方药：一贯煎加减。

沙参15g，枸杞子10g，麦冬10g，女贞子15g，淮山药20g，桔梗10g，百合15g，神曲10g，芦根10g，地骨皮10g，甘草10g，海螵蛸20g，浙贝母12g，紫苏梗10g，木蝴蝶10g，麦芽10g。配方颗粒，7剂，每日1剂，水冲服。

二诊（2009年9月26日）：服药7剂后，胃脘胀痛不适有所好转，但汗出、潮热仍然明显，大便仍烂。加强清热利湿之功，改方如下。

女贞子15g，鳖甲10g，地骨皮10g，沙参10g，葛根20g，天麻10g，丹参10g，淮山药20g，蒺藜10g，柴胡6g，海螵蛸20g，浙贝母12g，川厚朴10g，佛手10g，枸杞子10g，麦冬10g，枳壳10g，何首乌10g，竹茹10g，太子参10g。

三诊（2009年10月4日）：服药7剂后，偶有胃脘不适，仍有汗出、潮热。维持上方不变。

四诊：10月中旬来复诊，患者已无明显症状，复查胃镜无胆汁反流。嘱患者不适随诊。

按语及体会：本病由于起居、饮食不慎或外感疫毒等，损伤肝脾，使其疏泄失职，造成肝气郁滞、脾失健运，不通则痛。脾为阴脏，喜燥恶湿，其阳易伤；胃为阳腑，喜润恶燥，其阴易损。阳伤则生寒，阴损则化热。饮食不节，过食寒凉，一则损伤脾阳，虚寒内生，二则湿浊内蕴，阻滞气机，进而有可能化热，造成脾胃失和，寒热

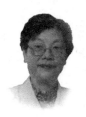

错杂。因此，治疗首先要在仔细诊察、准确辨证的基础上，权衡温中与清热、祛湿与护阴、补脾与和胃的关系，温阳注意清热，清热注意保阳，祛湿注意防燥。

周德丽点评：《素问·灵兰秘典论》云："肝者，将军之官，谋虑出焉。胆者，中正之官，决断出焉。"《素问·宝命全形论》云："土得木而达。"《血证论》云："食气入胃，全赖肝木之气以疏泄之，而水谷乃化。"饮食肥甘厚味使土壅而木郁，或决断太过，胆火炽盛，导致胆火横逆犯胃，临床上出现胃脘痞胀烧心、胸胁苦满、口苦咽干、头昏目赤、耳鸣等症状。在胃镜下可见胃窦黏膜充血，红白相兼，胆汁反流。因此，治疗中要用清肝胆、降胃逆之法，兼顾益气养阴，以护膜助动。

验案4：黄某，女，32岁。初诊日期：2009年3月8日。

主诉：上腹隐痛反复发作6年，加重1周。

现病史：患者秋、冬、春之交常发胃脘痛，服西咪替丁片等药后可缓解。1周来症状加重，胃脘胀痛，拒按，故来诊。现症见：胸骨后灼痛，胃脘胀痛，拒按，痛无定处，泛酸、嗳气明显，口苦而干，不欲饮，纳呆，眠差，乏力，小便可，大便干。平素喜食肥甘煎炸之品，如薯片等。

既往史：胃溃疡病史6年。

体格检查：血压120/80mmHg，精神欠佳，营养中等，心肺检查未见异常，腹平软，右上胁肋部有轻压痛，无反痛。舌红苔白，脉弦滑。

辅助检查：电子胃镜示：胆汁反流性胃炎，Hp（++）。

中医诊断：胃痛（脾胃虚弱）。

西医诊断：胆汁反流性胃炎。

治则：健脾化痰，理气止痛。

方药：五味清胆验方合胃舒散加减。

紫花地丁15g，蒲公英15g，木香10g，砂仁6g，白及10g，枳壳20g，厚朴20g，太子参15g，淮山药20g，莲子10g，柴胡10g，海螵蛸20g，浙贝母12g，陈皮10g，法半夏10g，甘草10g，郁金10g，茯苓10g。配方颗粒，5剂，每日1剂，水冲服。

二诊：胃脘隐痛有所好转，乏力明显减轻，食欲尚可，寐差。在原方的基础上加白芍，加强止痛作用。服药20剂。

三诊：患者已无明显症状，无乏力，纳寐皆可。复查胃镜，Hp已转阴。维持上方不变，嘱患者不适随诊。

按语及体会：胃痛辨证当着重辨气血虚实，以实证为多见。本案患者为虚实夹杂之证，由于起居、饮食不节，损伤脾胃，脾失健运，久病入络，痰瘀互结，不通则痛。上方紫花地丁、蒲公英为周德丽教授的验方，既清胃热，又可杀幽门螺杆菌；砂仁、太子参、茯苓、甘草益气健脾和胃；柴胡、郁金解肝郁；海螵蛸、浙贝母均为弥补溃疡面之要药。在清热清补的基础上配合疏肝健脾药，肝脾同治，痰瘀得散，气血通则胃痛无。脾胃得健，痰自消，正气得复。

周德丽点评：饮食不节，脾胃受损，脾胃虚弱，中运失常，中焦湿热，逆乘上焦，气滞与痰客结于膻中、气

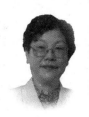

道，则发为本病。谷不消则胃脘胀满而气逆，胃中浊气反流到咽部而吞酸、口苦口干。脾胃气虚，清气不升，浊气不降，肺失清肃，胃失和降，可引起嗳气。脾胃虚弱，运化失常，气血生化乏源，则神疲乏力、纳差。治疗以清热泄浊、和胃降逆为法，常可收效。

验案5：廖某，女，54岁，干部。初诊日期：2009年3月5日。

主诉：上腹部胀满2年，加重2个月。

现病史：近2年来患者自觉上腹部胀满，放射到背心及两侧胸胁部，食后尤甚，嗳气，气冲胸咽，甚至到达两耳侧及两侧头部，反酸，纳食欠佳，口干苦，晨起干呕，睡眠不宁，大便日行1次，质溏烂。

既往史：患者既往有嗜食辛辣厚味、腌制咸鱼的习惯，2年前患十二指肠溃疡，有胆囊多发赘生物病史。

体格检查：神清，语言清亮，气息稍急迫。腹软，上腹压痛不明显，肝胆区叩击痛，背部胆俞穴、肝俞穴有压痛点。舌质暗红，苔黄腻，舌体表面欠平整，有小的乳蕾凸起，脉弦细滑。

辅助检查：肝胆B超示：肝囊肿，肝内胆管多发结石，胆囊多发赘生物。电子胃镜示：胆汁反流性胃炎，Hp（＋）。

中医诊断：痞满（胆胃不和，肝胆湿热夹瘀）。

西医诊断：胆汁反流性胃炎；肝内胆管多发结石；肝囊肿。

治则：清胆泄热，理气消痞。

方药：清胆验方加减。

竹茹10g，柴胡6g，海螵蛸20g，浙贝母12g，佛手10g，法半夏10g，茯苓10g，郁金10g，鸡内金10g，甘草10g，银杏叶10g，芦根10g，川黄连6g。配方颗粒，15剂，每日1剂，水冲服。

二诊（2009年3月21日）：上腹胀满减轻，有气上冲逆胸胁及两耳、头部的症状减轻，纳食正常，睡眠佳，大便日一行，质稍烂。舌质暗红，苔黄，脉弦细滑。上方加淮山药20g、莲子20g，继服30剂。

三诊（2009年4月23日）：诸症明显缓解，舌质红，苔转白。

维持治疗2个月后，在当地医院（华中科技大学同济医学院附属医院）B超检查肝切面形态正常，边缘光整，肝内血管走向清晰，肝内胆管未见扩张，提示肝囊肿，肝内胆管多发结石消失，胆囊内多发隆起性病变（赘生物）。

按语及体会：清胆验方即五味清胆验方去紫花地丁、蒲公英，因其痈毒不甚也。患者既往有嗜食辛辣厚味、腌制咸鱼的习惯，《医学统旨》云："酒面炙煿，黏滑难化之物，滞于中宫，损伤脾胃，渐成痞满吞酸，甚则为噎膈反胃。"腌制鱼类内含有亚硝酸盐及硝酸盐，能对消化系统黏膜产生损害，导致黏膜溃疡及癌变。中医学认为，脾胃损伤，中宫不运，土壅木郁，肝胆失其条达，湿热内生，炼液成痰成石，形成肝内胆管多发结石、胆囊多发赘生物。木旺吞酸，肝气、胆气横逆犯胃，故胃气上逆发为

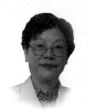

口苦；木郁之气循经上扰，故胸胁苦满、痞胀；体表经络的经气不通，故穴位上出现疼痛点，且胆经所过之两耳郭、两头侧均有胀痛症状；胆气上逆，故气促胸咽不适；肝胆气滞血瘀，湿热与瘀血搏结于舌，故舌质暗红，苔黄腻，脉弦滑；脾病日久，中气已虚，故纳差；胃痞胀，故脉细。治疗时药症合拍，肝胆湿热及中焦之湿得清，肝气条畅，脾胃得健，诸症明显缓解。

周德丽点评：肝囊肿属肝内良性肿物，有由炎症所致，有由先天而来。中医根据肝胆与脾胃五行相生相克、土旺木达的理论来处理，并没有直接治疗该囊肿的药物，而是采用治疗脾胃以调理肝脏病变的方法，使肝囊肿消失，从而达到肝内胆管结石消融的目的。

慢性结肠炎

慢性结肠炎是一种原因不明，以结肠功能紊乱为特征的疾病。临床表现为长期腹泻，大便次数增多，粪质稀薄或黏液便，完谷不化，伴腹胀、腹痛、肠鸣，亦有少数患者表现为便秘，腹部有压痛或少腹触及条索状物。

在中医文献里没有慢性结肠炎的病名，根据其临床表现，可归属中医学"久泻""腹痛""泄泻""肠风""肠澼""脾约"等范畴。本病病程较长，反复发作，缠绵难愈。

【治疗思路】

本病病位在大肠，涉及肝、脾、肾三脏，脾虚湿盛，湿滞大肠是其主要病机。脾喜燥而恶湿，主运化水湿，病则易被湿困而运化无权。体弱脾虚、肝郁脾虚或肾阳不足，脾的健运之力不足，加上小肠受盛及大肠传导失常，故泄泻，病属虚证或虚实夹杂证。

慢性结肠炎的证型以脾胃虚弱、脾肾阳虚、肝脾（胃）不和等为多见，单纯肠道湿热、阴亏热结型较少。治疗时应以温化寒湿、清热化湿、健脾化湿、淡渗利湿为主，同时不忘温补脾肾、调理肝气，这是治疗的关键，注意宣通、慎涩、温清并用。

周德丽教授按中医理论将结肠炎分型进行论治。

1.肠道湿热型

腹部作胀，腹泻频多，大便泻而不爽，便色黄褐或带黏液脓血，肛门灼热，心烦口渴，尿黄赤，或伴发热，舌红苔黄腻，脉濡滑而数。治宜清热燥湿，寒热并用。方选葛根芩连汤合白头翁汤化裁。常用药：葛根、黄芩、广木香、川黄连、黄柏、川厚朴、白芍、白头翁、青皮、陈皮、槟榔、砂仁、白花蛇舌草、败酱草、地榆、丹参等。

组方思路：葛根芩连汤出自《伤寒论》，治疗太阳病协热下利之证。方中葛根为君，入脾胃经，能生发脾胃清阳之气而治下利；黄芩、黄连厚肠止泻；甘草和中缓急。白头翁汤亦出自《伤寒论》，清热解毒，凉血止痢。白头翁清热解毒，黄柏清下焦湿热。两方合而加入理气和血之药，诸如陈皮、槟榔、砂仁、地榆、丹参等，共奏清除肠道湿热之功。其中苦寒药黄连、白花蛇舌草、败酱草、黄柏酌情使用，以免损伤脾胃正气。

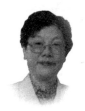

2.脾胃气虚型

腹部隐痛，缠绵难愈，便次增多，肠鸣矢气，溏烂便或黏液烂便，且有不消化之物，神疲倦怠，食少纳呆，面色苍白，舌淡苔白腻，脉濡或脉缓。治宜健脾渗湿，止泻理气，消补同施。方用六君子汤化裁。常用药：党参、白术、茯苓、陈皮、法半夏、白蔻仁、藿香、木香、黄柏、白扁豆等。

组方思路：本型治疗以六君子汤为底，方中党参甘平益气，健脾养胃；白术健脾燥湿；茯苓淡渗利湿；陈皮、法半夏理气健脾；甘草调和诸药；再佐白蔻仁、藿香、木香、白扁豆等加强理气渗湿之力；一味黄柏厚肠止泻。诸药相合，共奏健脾止泻之功。《临证指南医案》曰："久泄必从脾肾主治，但痛利必有黏积……温补不应，议通腑气。"在治疗中选用补脾益气利湿药的同时，加山楂、神曲、鸡内金、麦芽、枳实等消导药，以增强脾胃运化功能。

3.脾虚湿盛型

腹痛绵绵不已，肠鸣腹胀，长期大便溏薄，甚或滑脱不禁，四肢困倦，身重肢酸，畏寒怕冷，神疲短气，小便涩少。舌体胖大，有齿痕，苔薄白而腻，脉弱或弦。常因过劳、受凉或饮食不节而加重。一般多为久病，以本虚标实、寒热夹杂证多见。治宜振奋脾阳，升阳除湿。方选升阳益胃汤化裁。常用药：羌活、防风、升麻、独活、柴胡等风药。

组方思路：脾为湿困，中气下陷，清阳不升，清浊不

85

分，走于下则为泄泻。"寒湿之胜，助风以平之"，风药能胜湿，则阴湿自除，泄泻可止。"风能胜湿""下者举之"，治疗时常在健脾药中佐以风药，用补中益气汤加柴胡、防风、升麻等振奋脾阳，使脾气升发，谷气上升，清阳四布，玄府得开，水湿自化，则不利湿而湿自除，不止泻而泄自止也。

4.脾肾阳虚型

黎明腹痛肠鸣，继而腹泻，泻后则安，粪质清稀或溏烂，完谷不化，食少乏力，形寒肢冷，腰膝酸软，面色无华，舌淡苔白，脉沉细。《景岳全书》曰："肾为胃之关，开窍于二阴，所以二便之开闭，皆肾脏之所主，今肾中之阳气不足，则命门火衰，而阴气极盛之时，则令人洞泄不止也。"治宜温肾运脾，收涩止泻。方用四神丸合附子理中汤化裁。常用药：补骨脂、五味子、吴茱萸、肉豆蔻、附子、党参、黄芪、枸杞子、干姜、白术、赤石脂、乌梅、诃子、女贞子等。

组方思路：四神丸方出《内科摘要》，补骨脂善补命门之火而温养脾土，古人谓之"治肾泻"；肉豆蔻温中摄肠；附子、干姜大温大补；党参、黄芪、枸杞子、白术等一派补肾健脾之药，脾肾双补，既振奋脾肾阳气，又使脾阴得复，脾阳得运，腹泻自止。

5.肝脾（胃）不和型

腹痛即泻，大便次数不一定增多，但排出不畅，或夹有黏液，矢气较多，里急后重明显，泻后痛减，每因情绪变化发作，反复发作，腹胀，胸脘痞闷，急躁而怒，嗳

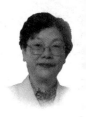

气食少，脉弦。《景岳全书》云："凡遇怒气便作泄泻者，必先以怒时夹食，致伤脾胃。故但有所犯，即随触而发，此肝脾二脏之病也。""泻责之脾，痛责之肝；肝责之实，脾责之虚。脾虚肝实，故令痛泻。"常见夹寒湿或夹湿热。夹寒湿者，多症见肠鸣辘辘，畏寒怕冷，受凉加重，大便溏稀或不成形，常带白色黏液，舌淡白，苔腻。夹湿热者，多症见口苦，里急后重，大便不实或便秘，带有黄色黏液，舌苔黄或黄腻。治宜抑肝扶脾，健脾和胃。方用痛泻要方合四逆散化裁。常用药：防风、白术、白芍、乌梅、木瓜、陈皮、党参、薏苡仁、山药、青皮、香附、枳壳、柴胡、郁金等。

组方思路：方中防风辛散，为风药，既能疏肝郁，又能胜脾湿，一药二用也；白芍、乌梅、木瓜酸收敛肝，白芍用量宜重（15～20g），缓肝急而止腹痛，抑肝木而固脾土；白术甘温，健脾燥湿，配党参、山药、薏苡仁，加强健脾止泻之力；陈皮、柴胡、青皮、香附、枳壳等理气和中，疏肝达气，调节胃肠道动力，疏通肠道。肝木条达，脾胃健运，肠道疏通，清浊能分，升降有常，痛泻自止。

6.热结阴亏型

因恣饮酒浆或过食辛热致脾胃阴伤，津液亏虚，不能下润，肠道燥热，无水舟停，大便干结难解，或便秘，伴左下腹拘急疼痛，口干纳少，烦热，舌红少苔，脉细数。"太阳阳明者，脾约是也"，即胃热津伤，脾之功能为胃热所约，不能为胃行其津液，故致肠燥便秘，是为脾约。

治宜养阴清热，润肠通便。方用增液承气汤合麻子仁丸化裁。常用药：生地黄、玄参、麦冬、桑椹、何首乌、火麻仁、桃仁、瓜蒌仁、柏子仁、白芍、厚朴、枳实等。此时切不可妄用巴豆、牵牛子等攻下泻药，恐重伤其津液，燥结愈甚，复下复结。

组方思路：增液承气汤出自《温病条辨》，增液汤加芒硝、大黄而成。玄参、麦冬、生地黄滋养阴液，润肠通便，更加大黄、芒硝以泄热软坚，达滋阴增液、泄热通便之目的。麻子仁丸出自《伤寒论》，为小承气汤加火麻仁、杏仁、芍药组成。小承气汤泻肠胃之燥热积滞，火麻仁润肠通便，辅以杏仁降气润肠，芍药养阴和里，润而不腻，共奏润肠、通便之功。

《素问·五脏别论》曰："六腑者，传化物而不藏，故实而不能满也。"六腑以通为用，周德丽教授认为，"通"之意义不能单纯理解为攻邪通下，应广义地理解为通调理肠，包括3个方面：①调气以和血，调血以和气。②下逆者使之上行，中结者使之旁达。③虚寒者补益之，实热者下泄之。治疗上的清热燥湿、健脾理气、健脾祛湿、温化寒湿、抑肝扶脾、疏肝理脾、温肾运脾、清热润肠等皆属于中医的"通"法。慢性结肠炎病因虽多，但脾、胃、肠三者功能失调是其基本病理变化，调整与恢复脾胃功能是治疗本病的关键所在。久病入络，又可导致瘀血内阻，形成宿疾，迁延不愈，反复发作。对于久治不愈的患者，可酌加活血通络的药物，如丹参、当归、红花、赤芍、乳香等，以改善微循环，修复组织。

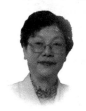

【临床验案】

验案1：黄某，女，39岁。初诊日期：2009年10月14日。

主诉：反复解溏烂便10年，加重3月余。

现病史：患者10年前患有肠结核，手术后无任何诱因出现肠鸣、腹泻，粪便如清水，伴有未消化的食物残渣，每日2～3次，肠鸣即泻，泻后则安，未经系统治疗。3个月前出现大便次数增多，日行4～5次，吃难消化食物时，大便次数可达6次以上，肠鸣即泻，完谷不化，伴有食欲不振，乏力，面色萎黄，形寒肢冷，喜暖，口不渴，小便尚调。曾到私人诊所开中药服用，无明显好转。

既往史：有肺结核和肠结核病史。

体格检查：神清，精神欠佳，面色萎黄，形体消瘦，舌淡苔白，脉沉细无力。心肺查体无特殊，全腹平软，无压痛及反跳痛。

中医诊断：泄泻（脾肾阳虚）。

西医诊断：慢性结肠炎。

治则：温肾健脾，固涩止泻。

方药：六君子汤合四神丸化裁。

人参6g，白术10g，茯苓10g，陈皮10g，法半夏10g，木香10g，砂仁10g，补骨脂10g，吴茱萸6g，炮姜5g，制附片3g。配方颗粒，5剂，每日1剂，水冲服。

二诊（2009年10月21日）：服药5剂后，大便仍溏，但减为每日2～3次，肢倦，畏寒，食不甘味。上方加升麻10g、柴胡10g，以升阳止泻。配方颗粒，5剂，每日1剂，水冲服。

三诊（2009年10月27日）：服药5剂后，大便成形，食欲增加，精神好转。

按语及体会：本案患者为久病体虚所致脾肾阳虚型泄泻，久病体虚，脾胃受损，日久伤肾，脾失温煦，运化失职，水谷不化，积谷为滞，湿滞内生，遂成泄泻。本病初期燥热偏盛，阴津亏耗，以阴虚为本，燥热为标，若病情发展，阴损及阳，肾阳虚衰，可使脾失温煦，运化失常，升降失调。本案以四神汤温肾暖脾，六君子汤健脾益气，再加止泻之品。因"肾为胃关，开窍于二阴，所以二便之开闭，皆肾脏之所主"，脾肾两脏相互影响，故治疗上振奋脾肾阳气，使脾阴得复，脾阳得运，泄泻自止。

周德丽点评：《素问·阴阳应象大论》云："湿胜则濡泻。"又云："清气在下，则生飧泄。"后世医学，对泄泻一证多有论述。张景岳在《景岳全书》中说："泄泻之本，无不由于脾胃。""泄泻之因，惟水火土三气为最。""凡泄泻之病，多由水谷不分，故以利水为上策。"李中梓提出了治泻九法，即淡渗、升提、清凉、疏利、甘缓、酸收、燥脾、温肾、固涩。凡西医之急慢性肠炎、炎症性肠病、肠结核、肠功能紊乱等均可参照本病治疗。

验案2：秦某，男，40岁。初诊日期：2009年1月26日。

主诉：反复解溏烂便3年。

现病史：患者3年来，每遇食后即大便溏烂，解1～2次，无黏液脓血便，无明显腹痛，每日3餐皆如此。曾行肠

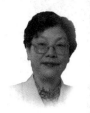

镜检查提示结肠炎。曾服多种西药治疗而未见明显好转，改服中药治疗，服健脾温肾剂数十剂，收效甚微。追问病史，乃由平素喜食生冷所致。现症见：餐后泄泻，泄泻清稀如水样，泻后觉舒，伴肠鸣腹胀，脘胁痞闷，口黏腻不爽，纳差，小便不利，寐可。

体格检查：神清，精神欠佳，舌淡，苔白腻，脉弦缓。心肺查体无特殊，全腹平软，无压痛及反跳痛。

辅助检查：电子结肠镜示：慢性结肠炎。

中医诊断：泄泻（脾虚湿盛）。

西医诊断：慢性结肠炎。

治则：化湿健脾。

方药：升阳益胃汤合胃苓汤加减。

半夏10g，厚朴10g，茯苓15g，苍术10g，陈皮10g，炒白芍15g，槟榔10g，佩兰10g，藿香10g，神曲10g，砂仁10g，鸡内金10g，炙甘草8g，泽泻10g，川黄连10g，蒲公英10g。配方颗粒，7剂，每日1剂，水煎服，饭前1小时服药。

二诊（2009年2月3日）：连服7剂，症状明显好转，大便已成形。继服原方10剂，并注意忌食生冷，防止受凉，以资巩固。

三诊（2009年2月15日）：服药后，泄泻已止，饮食如常。嘱服附子理中丸1个月巩固治疗。

按语及体会：长期饮食不节，寒邪伤中，致运化失职，升降失调，水道失疏，湿邪内停，水湿不化，下注肠道。食后泄泻，脾虚多见，然则本案患者之前用药罔效。

细析之，乃寒邪伤中致寒湿困脾而病，升降失职，清浊不分，水谷混杂而下，治当疏利化浊。茯苓、泽泻淡渗利湿，使湿从小便去；蒲公英具有广谱杀菌作用；黄连清热解毒，能杀灭肠道的细菌。又治芳香化湿，使湿邪得化，脾运得健，其病遂愈。方中陈皮、砂仁、鸡内金、神曲理气和胃运脾。

周德丽点评：脾主运化水湿，喜燥恶湿，六淫之邪皆可伤害脾胃而致病，饮食生冷，寒湿之邪易伤阳，正如章虚谷所说："湿土之邪，同气相召。"饮食生冷，寒湿之邪易损伤脾阳，脾失运化之职，糟粕津液清浊不分，发为泄泻，然而为何服健脾利湿温肾剂不愈？观其脉证，症见餐后泄泻，泻后觉舒，伴腹胀、脘胀痞闷，口黏腻不爽，纳呆，小便不利，舌淡红，苔白而腻，脉弦缓，足见本证非脾胃阳虚，而是既有寒湿伤阳之泄泻，又有肝胃不和之胃痞，用化湿健脾与清肝胆和胃除痞之剂而获愈。

验案3：许某，男，29岁。初诊日期：2009年11月23日。

主诉：反复解溏烂便2年。

现病史：患者2年来，每遇食后即大便溏烂，解1～2次，有黏液便，便前腹痛，每日3餐皆如此。曾在本院行肠镜检查提示结肠炎。曾服多种西药治疗而未见明显好转，后改服中药健脾温肾剂数十剂，收效甚微。追问病史，乃由情绪不畅、精神抑郁所致。现症见：餐后易泄泻，腹痛则便，每日6～7次，黄色黏液便。泻后觉舒，伴肠鸣、腹胀，脘胁痞闷，口腻不爽，纳寐可。

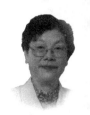

体格检查：血压120/80mmHg，精神欠佳，营养中等。心肺检查未见异常，腹平软，右上胁肋部有轻压痛，无反跳痛。舌红苔黄腻，脉细滑。

中医诊断：泄泻（肝郁脾虚）。

西医诊断：慢性结肠炎。

治则：疏肝解郁，健脾和中。

方药：痛泻药方、胃舒验方、四神丸合方加减。

紫花地丁15g，蒲公英15g，白及10g，枳壳20g，厚朴20g，太子参15g，柴胡10g，海螵蛸20g，浙贝母12g，陈皮10g，法半夏10g，甘草10g，郁金10g，茯苓10g，葛根20g，黄芩10g，肉豆蔻10g，苍术10g，神曲10g。配方颗粒，5剂，每日1剂，水冲服。

二诊：连服7剂，症状明显好转，大便已成形。继服原方10剂。

三诊：服药后，泄泻已止，饮食如常。嘱服逍遥丸合香砂六君丸1个月巩固。

按语及体会：食后泄泻，脾虚多见，然本案患者之前用药罔效。细析之，乃情志致病，木郁乘土。肝郁气滞，水道失疏，湿邪内停，木郁乘脾，运化失健，水湿不化，下注肠道。木郁土壅，气阻湿停，治当疏利化浊。经治肝郁得疏，气机得畅，湿邪得去，脾运得健，其病遂愈。上方紫花地丁、蒲公英为周德丽教授的常用药；太子参、茯苓、甘草、苍术益气健脾燥湿；柴胡、郁金解肝郁；肉豆蔻为温药，用以温暖脾肾。在疏肝、健脾利湿的基础上配合温运脾阳药，为抑木扶土法，肝脾同治。疏肝解郁，健运脾胃，水湿渐化，大便成形，诸症自愈。

周德丽点评：中医重视七情所伤致病的观点，是中医病因学上的一大特色，过喜伤心，过怒伤肝，过悲伤肺，过思伤脾，过惊恐伤肾，情感的太过与不及均能导致相应脏腑气机方面的变化。本案患者通过疏肝解郁、健脾利湿法治愈就是运用七情所伤这一病因指导治疗的例子。

附：便秘

便秘既是一种独立的病证，也是一个在多种急慢性疾病中常出现的症状，如消化性溃疡、慢性结肠炎、功能性消化不良、结肠癌、肝性脑病、心功能不全、急性心肌梗死、脑血管病等疾病中都可出现，便秘还与心脑血管疾病的预后相关。中医学称便秘为"大便难""后不利""大便坚""脾约""阴结""热燥""风燥""热秘""阳结""肠约""气秘""风秘""湿秘""不更衣"等。

周德丽教授认为，便秘病位在肠，与脏腑气机密切相关，如《诸病源候论》云："大便难者，由五脏不调，阴阳偏有虚实，谓三焦不和则冷热并结故也。"认识上从五脏生理病理出发，治疗上重视气机升降理论在本病中的应用。

【治疗思路】

（一）病因病机

1.脾胃与便秘

脾胃同居中焦，两者互为表里，脾主运化，胃主受纳，脾主升清，胃主降浊，功能相辅相成。脾胃气机升降有序，则五脏六腑皆强，病无处生，正如《临证指南医

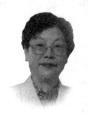

案》所云："脾气升则水谷之精微得以输布，胃气降则水谷糟粕得以传化。脾升胃降，纳化正常，气机畅达，则五脏安和，六腑通畅。"胃者，五脏六腑之海也，五脏六腑皆出入于胃，六腑以通降为和，胃气和降则浊气自降，糟粕才能排出大肠，故"六腑以通为用"，升降之权在于脾胃。若脾胃失健，则清气不升，浊阴不降，水谷精微不能敷布，糟粕不能下行，大肠传化失常则便秘，或脾气不足而不能升提，久则气机阻滞不行，大便虽不干亦不下行。所以脾胃为气机升降之枢，调脾胃是治疗便秘的根本。

2.肺与便秘

《症因脉治》云："若元气不足，肺气不能下达，则大肠不得传道之令，而大便亦结矣。"肺与大肠互为表里，肺之肃降与大肠传导密切相关。肺为华盖，为水之上源，脾之运化水液有赖于肺气宣发和肃降功能的正常。通过肺的宣发，水谷精微与津液向上、向外输布，布散全身，外达皮毛，宣发卫气，调节腠理之开阖，将代谢后的津液以汗的形式由汗孔排泄；通过肺的肃降，将上部水谷精微和津液向下输布于大肠，使肠道得润，有利于其通降功能，大便得以排泄。肺气的肃降有助于大肠传导功能的发挥，大肠传导功能的正常有助于肺气的肃降。如肺气失于清肃，津液不能下达，则易见大便困难；另外，肺气壅滞、肺气虚，均可导致气机升降失常，大肠传导迟缓，则易便秘。

3.肝与便秘

肝主疏泄，为藏血之脏，肝藏血赖脾胃所生之气血以供养，脾胃气机之升降又赖肝之疏泄以畅通。大肠为传导变化之官，其功能正常与否，有赖于气机的升降有序，气机的升降出入受肝主疏泄功能的调节，肝主疏泄的功能异常在便秘的发病中有重要的意义。肝为刚脏，性喜条达而恶抑郁，容易受情志的影响而失其条达之性，导致肝气郁结，脾胃升降失常，升者不升，降者不降，气机不能推动水谷糟粕在肠胃中运行，水谷精微及糟粕停滞肠腑，停留过久而为便秘；或肝郁化火则易伤及津液，使便道失润，大便干结，排出困难，也容易引起便秘。肝气疏泄调畅，则脾胃功能协调，升降出入相对平衡，水谷得以运化，糟粕下降，故大便有常。《金匮翼》云："气秘者，气内滞，而物不行也。"《素灵微蕴》云："饮食消腐，其权在脾，粪溺疏泄，其职在肝。"

4.胆与便秘

胆为中正之官，能通达脏腑阴阳。胆与肝互为表里，内藏精汁。精汁者，胆汁也。胆汁泄于小肠，参与食物的消化吸收，是脾胃运化功能得以正常进行的重要条件。《类经》云："足少阳为半表半里之经，亦曰中正之官，又曰奇恒之府，所以能通达阴阳，而十一脏皆取决乎此也。"胆汁来源于肝的余气，胆汁之所以能正常排泄和发挥作用，依赖于肝的疏泄功能。若胆汁排泄不利，既影响脾胃的运化功能，同时也影响肝的疏泄功能。大肠的传导，有赖于气机的升降，气机升降有序，大肠方能通降有常，而气机的升降除了与脾的运化、肺的宣降、肝的疏泄有关外，还与胆的疏泄功能密切相关。李东垣谓："胆者

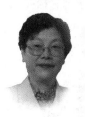

少阳春升之气,春气升则万化安。故胆气春升,则余脏从之。"赵献可言:"饮食入胃,犹水谷在釜中,非火不熟,脾能化食,全赖少阳相火之无形者。"胆附于肝,肝气主升,助脾气升清以吸收转输水谷精微;胆气主降,助胃气之降浊,使糟粕得以下行。肝胆升降相因则气机疏泄正常,中焦脾胃畅达,升降如常,可发挥正常运化功能,则大便如常。反之,则可使大肠痞、满、燥、实,形成阳明腑实证之便秘。

5.肾与便秘

肾为先天之本,藏元阴元阳,为水火之脏,脏腑阴阳之根本,便秘的形成与肾关系密切。《景岳全书》云:"肾为胃之关,开窍于二阴,所以便之开闭,皆肾脏之所主。"《诸病源候论》云:"肾脏受邪,虚则不能制小便,则小便利,津液枯燥,肠胃干涩,故大便难。"《兰室秘藏》曰:"肾主五液,津液顺则大便如常,津液亏少故大便秘结。"肾开窍于二阴,肾通过肾气的温煦作用推动脾胃运化,参与饮食代谢,维持调节,故亦与粪便的排泄有关。肾主津液,司二便,肾阴不足,津液亏损,肠道失于濡润,无水行舟,则出现大便秘结。肾主一身之阳气,肾气充足则全身之气运行畅通,肾阳不足,命门火衰,一方面无以鼓动脾胃肠腑之气,致使胃肠传导无力,故排便困难;另一方面肾阳不足,温煦无权,阴寒内生,可致阴寒凝结,传导失职而成冷秘。

6.心与便秘

《素问·灵兰秘典论》云:"心者,君主之官也,神明出焉……主不明则十二官危，使道闭塞而不通。"《灵枢·邪客》云："心者，五脏六腑之大主也。"说明心与便秘的关系，即精神心理因素与脾胃主受纳、腐熟、运化水谷等功能之间的相互联系、相互影响，临床上功能性便秘患者多伴有抑郁焦虑情绪及精神障碍。心的经脉属心络小肠，小肠的经脉属小肠络心，二者互为表里。小肠受盛化物与分清泌浊功能密切相关，受盛化物指小肠接受由胃下传的食糜，进行消化吸收；分清泌浊指小肠在对食糜进一步消化的基础上，吸收其精微部分，并将糟粕下传至大肠排出，故大便有常。如心病累及小肠，可致小肠分清泌浊功能受影响，小便利而大便实，致排出困难，导致便秘。

（二）分型辨治

1.肠胃积热（热秘）型

多因素体阳盛，或热病之后，余热留恋，或过食醇酒厚味，或过食辛辣，或过服热药，以致胃肠积热，津液耗伤，肠道失润，大便干结，难于排出。表现为大便干结，腹中胀满，口臭口干，面红身热，心烦不安，多汗，欲饮冷，小便短赤，舌质红干，苔黄燥，或焦黄起芒刺，脉滑数或弦数。治疗宜泄热导滞，润肠通便。方选承气汤合麻子仁丸化裁。常用药：火麻仁、大黄、枳实、厚朴、瓜蒌仁、杏仁、大黄、芍药、生地黄、石斛、玄参、沙参、麦冬等。

组方思路：大小承气汤为《伤寒论》中"急下存阴"峻下的代表方，用于伤寒邪入阳明，从阳化热，热邪积滞肠胃所出现的痞、满、燥、实、坚。但临床上杂病见热

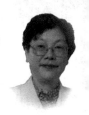

结阳明之里实热证，用此方效果极佳，不一定拘泥于伤寒病。大热结实而大满、大实、便燥坚硬者，需用大承气汤急攻之。若热邪微结阳明，尚未大实，只见腹中痛，大便难，小承气汤和之。一般邪在上焦则满闷，邪在中焦则痞胀。方中大黄荡除邪热，去中焦之湿热；枳实消痞破结；厚朴调中除满；厚朴、枳实去上焦、中焦满闷、痞胀。肠胃积热型便秘一般又多见于肝胆湿热导致胃肠积热者。食物的正常运化、大肠的通降有常有赖于肝胆气机的升降，肝胆湿热影响胆汁正常排泄和发挥作用，从而影响大肠的传导功能，可用蒲公英、紫花地丁、川黄连清胆泄热又不伤阴。热结恐伤阴，肠道乏津，犹如水乏舟停，用生地黄、石斛、玄参、沙参、麦冬等滋阴清热，火麻仁、瓜蒌仁、杏仁润肠通便泄热而达增水行舟之效。若老年体虚之人，可重用甘草，使该方变峻剂为平剂以急剂缓投。

2.气机郁滞（气秘）型

思虑情志不舒，气机郁滞，久坐少动，致气机不利，失于宣达而通降失常，传导失职，糟粕内停，不得下行，或欲便不出，或出而不畅，或大便干结而成便秘。如《症因脉治》云："怒则气上，思则气结，忧愁思虑，诸气怫郁，则气壅大肠，而大便乃结。"表现为大便干结，欲便不得出，或便而不爽，数日1次，肠鸣矢气，腹胀腹痛，胸胁胀满，嗳气太息、呃逆、纳差，舌苔薄黄，脉弦。治疗宜疏肝理气，降气导滞。方选逍遥散合六磨汤化裁。常用药：柴胡、槟榔、香附、白芍、木香、乌药、沉香、枳壳、大黄、厚朴、牡丹皮、山栀子、郁李仁、瓜蒌仁等。

组方思路：逍遥散为肝郁而设。肝为藏血之脏，性喜条达而主疏泄，体阴用阳。《金匮翼》曰："气秘者，气内滞，而物不行也。"大肠为传导变化之官，其功能正常与否，有赖于气机的升降有序，而气机的升降出入受肝主疏泄功能的调节。逍遥散用于血虚肝郁者。方中柴胡升阳散郁，白芍柔肝敛阴，柴胡合白芍疏肝以木达脾升。改枳实为枳壳，加香附偏用于气滞肝郁者，如此配伍，既补肝体，又助肝用，气血兼顾，肝脾并治，立法全面，用药周到。六磨汤用于慢性肝胆疾病，情志怫郁，肝气横逆犯胃致消化不良之证。槟榔降气，性如铁石；木香、乌药、厚朴顺气；沉香性沉而降；大黄、牡丹皮、山栀子用于肝郁热化之象；佐以郁李仁、瓜蒌仁类润肠通便。两方合用达行气化滞消积之用。

3.阴寒凝滞（冷秘）型

阳虚体虚或年高体弱，寒生滞肠；或外感寒邪，积聚肠胃；或过服寒凉，恣食生冷，阴寒内结，凝滞胃肠，失于传导，糟粕不行而成便秘。表现为大便艰涩，排出困难，舌质淡，苔白，脉沉迟或沉弦。《金匮翼》曰："冷秘者，寒冷之气，横于肠胃，凝阴固结，阳气不行，津液不通。"治疗宜温阳散寒，补肾通便。方选大黄附子汤加减。常用药：附子、大黄、半夏、生姜、木香等。

组方思路：寒凝当治以开闭结，积滞当治以通大便，故予温阳通便为法。大黄附子汤为温下剂之代表，辛热之附子温里散寒止痛，苦寒泻下之大黄荡涤积滞。原方用细辛辛温宣通，散寒止痛，但因其安全用量小，故周德丽教

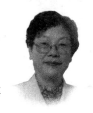

授不喜用，而改佐之生姜、半夏以逆气降，调理脾胃，木香行气化滞。诸药相合，则阴寒消，积滞除。

4.气虚便秘型

饮食劳倦，脾胃受损；或老年体虚、素体虚弱，阳气不足；或病后、产后正气未复；或过食生冷，损伤阳气；或苦寒攻伐，伤阳耗气，均可导致气虚，气虚则大肠传导无力，大便艰涩。《症因脉治》云："若元气不足，肺气不能下达，则大肠不得传道之令，而大便亦结矣。"表现为虽有便意，难以排出，临厕努挣，气短汗出，神疲乏力，懒言，舌淡胖，边有齿痕，苔薄白，脉细弱。治疗宜健脾益肺，润肠通便。方选黄芪汤合补中益气汤化裁。常用药：黄芪、陈皮、柴胡、紫苏梗、升麻、火麻仁、太子参、党参、淮山药、白术、天冬、黄精、防风、厚朴等。

组方思路："损者益之""劳者温之"。玉屏风散中黄芪、白术、防风取相同剂量，名之"黄芪汤"。本方原用于卫气虚，卫表不固而易感冒者。补中益气汤为补虚之剂，原治疗饮食内伤劳倦诸证。两方调补脾、肺、肝三脏，皆以脾肺气虚之药调补中焦阳气。脾胃虚则肺气不足，肺为气本，肺与大肠相表里，肺气不足，不能敷布津液则便秘。脾升胃降，胃的降浊功能有赖于脾的升清功能，二者相辅相成。脾胃气机升降正常，大肠的传导功能才能正常行使。治疗以益气为主，升降同调。黄芪补益肺气；以太子参、党参易人参；淮山药健脾益中，顾护阴液；柴胡、紫苏梗、升麻疏肝，升阳明、少阳清气；陈皮、厚朴理中焦浊气，宣肺通腑降浊，开上窍而利下窍，

101

开启上源，下流自通；辅以火麻仁、天冬、黄精等润肠通便药，使清气升、浊气降，津还肠润，大便自调。

5.血虚便秘型

素体阴虚，津亏血少；或病后、产后失血，阴血虚少；或年高阴耗，阴血亏虚；或失血夺汗，伤津亡血，均可导致血虚津枯不能滋润大肠，大便干结，便下困难。《杂病源流犀烛》云："由病后血气未复，由产后去血过多而大便秘结。"《症因脉治》云："高年阴耗，血燥津竭，则大便干而秘结。"表现为大便干结，面色苍白，头晕目眩，心悸气短，失眠健忘，或口干，心烦，潮热盗汗，耳鸣，腰膝酸软，舌质淡，苔白，脉细或细数。治疗宜养血滋阴，润燥通便。方选润肠丸化裁。常用药：当归、生地黄、火麻仁、桃仁、枳壳、何首乌、淫羊藿、鸡血藤、玉竹、知母、桑椹、杏仁、柏子仁、决明子等。

组方思路："实秘者，秘物也；虚秘者，秘气也。"气为血帅，血为气母，血虚导致气滞，气虚又致血少，气血两虚，脾失健运，肠道失养，津枯肠燥，传输无力而便秘。治疗上着重于"润"，补泻相兼，滋阴养血润肠，寓泻于润中，相辅相成。方中当归、鸡血藤、何首乌等活血养血润肠；火麻仁、桃仁、杏仁、柏子仁、决明子均为种子的果仁，取其油多脂润达润肠滑肠之效；枳壳宽中下气；生地黄、玉竹、知母、桑椹等滋阴补液，生津润燥；淫羊藿为善补阳者，辅之以阳中求阴。

6.阳虚便秘型

若年老体弱，阳气虚衰；或素体虚弱，阳气不足；或

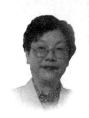

苦寒攻伐，耗伤阳气；或久病产后，正气未复等，均可导致温煦无权，肠道失于温煦，排便艰涩困难。表现为面色㿠白，四肢不温，小便清长，腹中冷痛，得温则减，或腰膝酸冷，舌质淡，苔白，脉沉迟或弦。治疗宜温阳通便。方选济川煎合大黄附子汤化裁。常用药：大黄、白术、肉苁蓉、制附子、肉桂、火麻仁、柏子仁、当归、黄芪、党参、升麻、泽泻、牛膝、枳壳、何首乌、黑芝麻、胡桃肉等。

组方思路：肾司二便，主五液，肾阳不足，不能温煦脾阳，中焦脾阳不足，不能为胃行其津液，胃气壅滞，传导失常，从而导致便秘。方中大黄性寒，走而不守，制附子性守而不走，加温阳之肉桂，三者合用，选大黄通便之长而又不伤阳。白术温中健脾，其有效成分含挥发油，利于排便；肉苁蓉咸温润降，能补肾助阳，润肠通便；火麻仁、柏子仁、黑芝麻性甘富含油脂，能生津润肠；当归、何首乌活血补血，兼能润肠泻结；黄芪、党参、升麻升阳益气，使得清气升，浊气降，便秘得解。

便秘者除药物治疗之外，尚需饮食调护：①改变现有的饮食结构，多饮水，多食富含粗纤维的食品，如莴笋、芥菜、芹菜、洋葱、韭菜等，增加肠道蠕动。②适当锻炼，劳逸结合，养成每日定时排便的习惯。③腹部按摩。晨起平卧屈曲，用手沿脐腹顺时针方向按摩30分钟，然后如厕10分钟，如无便出，次日重复，如此坚持每日锻炼，形成条件反射。④慎滥用攻下峻猛之品助排便，如大黄、芒硝、番泻叶、蓖麻油等，以免损伤正气，避免引起药物依赖性便秘或继发性便秘。⑤调畅情志。

【临床验案】

王某，男，45岁。初诊日期：2008年12月14日。

主诉：反复大便秘结2年，加重1个月。

现病史：患者2年来经常便秘不通，三四天或七八天排便1次。曾用西药治疗，可暂时缓解。近1个月来，症状加重，频用西药及灌肠等，一直尚能排便，见腹胀腹痛，口干口臭，心烦失眠，急来诊。现症见：大便不通，7日未解，伴腹胀腹痛，口干口臭，心烦寐差，小便短赤，纳差。

既往史：无特殊。

过敏史：否认药物、食物过敏史。

体格检查：神清，精神欠佳，面赤，舌淡红，苔黄燥，脉滑数。心肺查体无特殊，全腹平软，无压痛及反跳痛。

辅助检查：肠镜示：肠黏膜未见异常。

中医诊断：便秘（肠胃积热）。

西医诊断：慢性结肠炎。

治则：泄热导滞，润肠通便。

方药：小承气汤合麻子仁丸加减。

紫花地丁10g，川黄连10g，蒲公英10g，火麻仁10g，枳实10g，大黄6g，厚朴10g，杏仁10g，黄芩10g，白芍10g，玄参12g，麦冬10g，生地黄15g。配方颗粒，3剂，每日1剂，水冲服。

二诊（2008年12月18日）：药后大便可行，诸症稍减，口干渴。益阴增液以润肠通便，使腑气通、津液行。

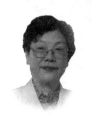

上方去玄参、麦冬。配方颗粒，5剂，每日1剂，水冲服。

三诊（2008年12月24日）：大便通，诸症明显减轻。上方减大黄为3g，以防伤津液，使下不伤正。配方颗粒，6剂，每日1剂，水冲服。

四诊（2009年1月3日）：病愈，舌淡红，苔薄白，脉细。服上药后，肝气得疏，脾胃得养，气机调和，继予健脾和胃之品以巩固疗效。改用人参健脾丸继服2周而愈。

按语及体会：方中火麻仁润肠通便为主药；辅以杏仁降气润肠；白芍养阴和里；大黄苦寒，攻下实热；厚朴苦辛温，消胀除满；枳实苦微寒，破结消痞。大黄、厚朴、枳实三药分量俱从轻减，更取质润多脂之火麻仁、杏仁、白芍等，又加玄参、麦冬、生地黄，一则益阴增液以润肠通便，使腑气通、津液行，二则甘润减缓小承气攻下之力，使下不伤正。诸药合用，共奏润下缓通之功。

周德丽点评：该患者年壮，便秘腹胀，口干口臭，心烦失眠，舌红苔黄，脉滑数，属肠胃实热证。胃肠实热日久，耗伤阴液，故心烦失眠。治用小承气汤合麻子仁丸可也。

肠易激综合征

肠易激综合征（irritable bowel syndrome，IBS）是一种难治的功能性肠道疾病，以腹痛、腹胀、排便性状改变为主症。西医学认为，肠易激综合征属典型的身心疾病。目前分为腹泻型、便秘型以及腹泻便秘交替型。

中医学没有肠易激综合征之名，根据其发病时的症状特征，将本病归属于"泄泻""便秘"等范畴。本病发病与情志、饮食、气候、体质等有关。本病病位在大肠，尤与肝、脾、肾三脏的功能失调关系密切，但肝气郁结为本病之根本。

【治疗思路】

1.运化失调型

《临证指南医案》曰："脾宜升则健，胃宜降则和。"饮食不节，过食酒辣，损伤脾胃，或是生活紧张、过度劳累而损伤脾胃，中焦阳衰，以致脾失健运，或导致脾虚湿困，运化失职，不能受纳水谷和运化水谷精微，致湿浊内停，清浊不分，混杂而下，遂成腹泻型IBS。《景岳全书》曰："若饮食失节，起居不时，以致脾胃受伤，则水反为湿，谷反为滞，精华之气不能输化，乃致合污下降，而泻利作矣。"《素问·太阴阳明论》曰："食饮不节，起居不时者，阴受之……阴受之则入五脏……入五脏则瞋满闭塞，下为飧泄，久为肠澼。"若湿邪内郁，郁久化热，湿热内伏，肠胃积热，会使肠道干涩失润，粪质干燥，无水行舟而形成便秘型IBS；或脾胃受损，伤阳耗气，行舟无力，粪结而发为便秘型IBS。

治疗上予温清消补，助脾胃运化。对腹泻型IBS可用党参、白术、茯苓、山药、陈皮、法半夏、白蔻仁、藿香、木香、黄柏、扁豆等。在饮食方面，应用收敛固涩之品，如芋头、白果、莲子、芡实、栗子、石榴等；忌食易使津液亏少的辛辣厚味食物，如辣椒、姜、羊肉、狗肉、鸡、

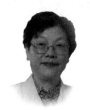

鱼、酒等。针对便秘型IBS，在中药可加用黄芪、陈皮等理气，加沙参、麦冬、黄精、石斛等滋阴增液，以达到泄热通便而不伤津的目的。饮食上减少醇酒厚味、辛辣之品的摄入，如辣椒、姜、羊肉、狗肉、鸡、鱼、酒等；增加膳食纤维和清凉润滑之物的摄入，如玉米、谷物、梨、黄瓜、苹果、苦瓜、萝卜、芹菜、莴苣、洋葱、红薯叶、芥菜、桑椹、蜂蜜、芝麻等。同时，劳逸结合，有规律的体力活动和作息有助于调畅情志，缓解压力，促进肠道功能恢复。

2.脾肾阳虚型

《景岳全书》曰："肾为胃之关，开窍于二阴，所以二便之开闭，皆肾脏之所主，今肾中之阳气不足，则命门火衰，而阴寒极盛之时，则令人洞泄不止也。"脾病及肾，肾阳不足，命门火衰，以致脾肾阳虚。

治疗上予补火暖土，以补为通益脾肾。腹泻型IBS缠绵不愈，常用补中益气汤合四神丸或附子理中汤，一方面温补脾肾，使脾肾阳复；一方面收涩固脱，以免阴伤阳脱。常佐以风药，即"风能胜湿"，选用升麻、防风、柴胡、羌活之类，既能鼓舞阳气，使下陷的清阳得以升腾，又能行气化湿，以解除湿邪困脾，从而达到温涩合参、标本同治的目的。若因脾胃虚弱，运化不及，推动无力，糟粕内蕴，留而不去而成便秘型IBS。临床上便质并不干硬，但便难排出，肛门作坠，虽有便意，临厕却虚坐努责，汗出气短，便后乏力。此类患者以脾气亏虚为多见，临床可选用四君子汤或补中益气汤加减。常用党参、黄芪、白术、茯苓、

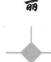

周德丽

甘草等补气健脾药以健脾益气，使大肠能正常发挥传导之功能，导便下行，以治便秘。又因肾主津液，司二便，肾阴不足，津液亏损，则出现大便秘结；肾阳不足，命门火衰，可致阴寒凝结，传导失职，而致大便秘结。治当补肾水，水足济火，则大肠自润。常选用肉苁蓉、制何首乌、当归、生地黄、山药、生白术、泽泻等补肾助通，补火暖土，以补为通，平衡肾之阴阳，使便秘得通。

3.肝郁脾虚型

叶天士云："肝病必犯土，是侮之所胜也，克脾则腹胀，便或溏或不爽。"肝属木，为风木之脏，主生化之气，肝又主疏泄，既疏泄情志，又疏泄饮食。七情为病，最易伤肝，肝失疏泄，木郁则气失条达，肝盛乘脾，使大肠传导失司，导致便秘型IBS。脾属土，运化有权，分清泌浊，升降有常，水谷之精微得以输布，其糟粕才能下行，肝木乘脾土，加之土本不实，肝木乘之，肝郁脾虚，导致腹泻型IBS。周德丽教授认为，肝在调治脾胃、启动脾胃升降功能中起着不可忽视的作用，推崇"是故圣人不治已病治未病""见肝之病，知肝传脾，当先实脾"的中医治未病理念。她认为，IBS的病机肝郁是根本，脾虚是关键。临床虽表现在脾胃肠，实病在肝。

治疗上应抑木扶土，补中有通理肠胃。肝病宜疏通大肠，大肠病宜平肝，周德丽教授主张治以抑肝扶脾，化湿和胃。对便秘型IBS用柴芍六君汤化裁，加用郁金、青皮、佛手、香附等疏木达土，使肝脏恢复调达之性。为防疏泄太过劫伤阴液，常配伍芍药、石斛、生地黄等养阴之品，但敛肝

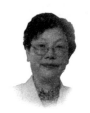

柔润药物也不应使用太多，以防影响肝气的升发。对腹泻型IBS常用痛泻药方化裁，加用党参、黄芪、白术、茯苓、太子参、芡实、淮山药等健脾药物，取"脾实肝自旺"之意。

4.情志不畅型

《素问·阴阳应象大论》曰："怒伤肝……思伤脾。"人的精神因素与肠易激综合征密切相关，情志的改变易伤及肝脾两脏。生活紧张、过度劳累、饮食不规律等伤及脾胃正气，直接影响疾病的治疗及预后。若情绪舒畅，有助于病情的改善；精神抑郁或焦虑不安，多疑悲观，则病情缠绵难愈或易于复发。

对该型患者来说，应药食合参，调畅情志，劳逸结合。为防止IBS的复发，要注意患者的药食指导和情志调养。在服药治疗的同时，建议患者合理膳食，进食新鲜清淡、易消化的食物。便秘者适当增加富含纤维素的食品，如芹菜、菜花、菠菜、洋葱、莴笋、白菜、玉米、谷物等，还要食用富含植物油脂的干果类食物，如胡桃、核桃、芝麻、果仁等。不可因便秘一时贪功，大剂用大黄、牛蒡子、芒硝等急下通便的药物，以免泄后重伤阴液，加重便秘，犯虚虚实实之忌。腹泻者宜食粳米、炒薏苡仁、芡实、莲子、番石榴等食物，还要做到起居规律、休息得宜、戒烟限酒、坚持参加体育运动等，并树立信心，稳定情绪，同时提倡瑜伽、太极等有益身心健康的健身方法，如此药食合参，调畅情志，劳逸结合，方能改善病情。

【临床验案】

黄某，女，35岁。初诊日期：2008年12月23日。

主诉：反复腹痛、腹泻、解溏烂便3年。

现病史：患者3年来反复腹痛、腹泻、解溏烂便，每遇情绪不舒，症状加重，每日解3～5次，无黏液脓血便。曾在本院行电子胃镜检查示：慢性浅表性胃窦炎。电子肠镜示：未见明显异常。肝胆B超示：胆囊壁增厚。曾服多种中西医药物治疗而未见明显好转，收效甚微。现症见：腹痛，以隐痛为主，肠鸣攻痛，腹痛即泄，泄后痛减，每日3～5次，无黏液脓血，脘胁痞闷，口腻不爽，纳寐可。

体格检查：身体消瘦，精神欠佳，营养较差。心肺检查未见异常，腹平软，下腹有轻度的压痛，右上胁肋部有轻压痛，无反痛。舌红苔黄腻，脉细滑。

中医诊断：泄泻（肝郁脾虚）。

西医诊断：肠易激综合征。

治则：疏肝解郁，抑肝扶脾。

方药：五味清胆验方合柴芍六君汤加减。

紫花地丁15g，蒲公英15g，白及10g，枳壳20g，厚朴20g，太子参15g，柴胡10g，海螵蛸20g，浙贝母12g，陈皮10g，法半夏10g，甘草10g，郁金10g，茯苓10g，白芍10g。配方颗粒，5剂，每日1剂，水冲服。

二诊：连服7剂，患者症状明显好转，大便已成形。继服原方10剂。

三诊：服药后，泄泻已止，饮食如常。嘱服逍遥丸合香砂六君丸1个月巩固治疗。

按语及体会：本案患者属肝郁脾虚型，忧思恼怒或情绪不舒，肝失条达，肝郁气滞，横逆犯脾，脾虚不运，运

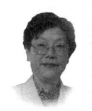

化失健，湿邪内停，水湿不化，下注肠道。中医学认为，肝气郁滞，疏泄失常，木不疏土，而导致脾胃功能失调，大肠传导失司；脾属土，运化有权，分清泌浊，升降有常，水谷之精微得以输布，其糟粕才能下行，若肝木乘脾土，加之土本不实，肝木乘之，则肝郁脾虚。上方以紫花地丁、蒲公英清胆利湿，柴胡、郁金解肝郁疏肝，法半夏、茯苓健脾利湿，白芍养阴柔肝。肝胆脾胃同治，故疗效确切。采用抑木扶土法，肝郁得疏，脾升胃降，中焦疏利，诸症自愈。

周德丽点评：中医学对本病的病因病机已有很深的认识，特别是中医重视七情所伤致病的观点，是中医病因学上的一大特色，正如《景岳全书》所曰："凡遇怒气便作泄泻者，必先以怒时挟食，致伤脾胃。故但有所犯，即随触而发，此脾胃二脏之病也。盖以肝木客土，脾气受伤而然。"本病肝郁是根本，脾虚是关键。临床虽表现在脾胃肠，实病在肝。治疗上要注意疏肝解郁，做到这点，可以立竿见影。

脂肪肝

脂肪肝是由多种原因引起的肝脏脂肪代谢功能发生障碍，导致脂类物质的动态平衡失调，致使肝内脂质蓄积过多的一种病理变化，也是一种临床常见病证。随着生活水平的改善和生活方式的改变，脂肪肝的发病率不断上升，而且发病年龄也日趋提前。目前，在我国脂肪肝已成为危害人类健康的仅次于病毒性肝炎的"第二肝病"。

脂肪肝可由脾胃功能运化失常而致，古代中医常将其归属于脾胃病的范畴。中医虽然无脂肪肝相应病名，但对其病因病机、症状表现很早就有论述，《难经》曰："肝之积，名曰肥气。"本病可归属于中医学"肥胖""痰证""积聚""湿阻""胁痛""痞满""瘀证""肝癖"等范畴。

【治疗思路】

（一）病因病机

1.饮食不节

脾为后天之本，气血生化之源，主运化水谷精微。脂膏源于水谷，其正常代谢有赖于脾胃运化功能的正常。嗜食肥甘厚味，肥甘太过可壅滞中焦，损伤脾胃；恣饮醇酒，饮酒太过，酒毒湿热蕴结中焦，必然损伤脾胃。脾胃受损，健运失常，清阳不升，浊阴不降，精微不化，反为脂浊，中焦阻滞，水停湿聚，痰湿内生，浸淫脉道，血脉不利，溢于肌肤则为肥胖，内积于肝则为脂肪肝。《临证指南医案》云："湿从内生者，必其人膏粱酒醴过度。"《医学心悟》云："过嗜醇酿则饮积。"

2.情志失调

气为一身之主，升降出入有序，内而脏腑，外而肌腠，周行全身，以维持人体的正常生理活动。营卫运行，经络贯通，精微输布，津液、气血流通，清浊分别，糟粕排出，无不依赖脏腑的升降运动。人体一身之气机流通与肝主疏泄关系密切。肝主疏泄，肝的疏泄对脾胃的消化吸收起着促进作用。脾主健运，为后天之本，气血生化之源，脾健则能运化

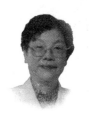

水液，以绝水湿生成之源。肝的疏泄功能异常，影响脾胃的消化吸收功能，即"木不疏土"。忧思郁怒，情志不舒，肝失疏泄，气机不畅，肝脾不调，气津不化，气血津液输布代谢障碍，水停饮聚，凝而成痰成脂。《血证论》云："木之性主于疏泄，食气入胃，全赖肝木之气以疏泄之，而水谷乃化。"肝主疏泄，能疏泄三焦水道，调节人体津液代谢。若肝失疏泄，气机郁滞，三焦水道不利，则津液的输布代谢障碍，或聚而为痰，日久渐积，终致脂肪肝。

3.脾阳根于肾阳

肾为先天之本，肾中精气有赖于后天脾的充养，脾肾互相资助，互相促进，人体各脏腑均有赖于肾阳的温养才能发挥其正常的功能活动，正常的功能活动是推动机体生理功能的动力，肝之疏泄，脾之运化，无不依赖阳气之鼓动。肾阳充足，可温煦五脏六腑，并维持体内水液的代谢平衡。《素问·阴阳应象大论》云："年四十，而阴气自半也。"年长体衰，肾中精气不足，肾阳不足，蒸腾气化无权，肾不化气，气不化水，温煦无权，致脾阳不足，津液不行，阴寒内生，凝滞成痰证。

4.痰瘀互结

《医学入门》云："痰乃津血所成，随气升降，气血调和，则流行不聚，内外感伤，则壅逆为患。"痰是津液气血输布不利，凝聚而成，而机体之上下内外又无不存在着津液气血，故痰生百病。痰证为患，其病属阴，阻遏气机，导致人体津液输布失常，使痰湿之邪滞留于肌肤、经络、脏腑；其性重浊黏滞不爽，又易滞于人体的某一部位结聚而重着，久留缠绵不愈，影响气血运行，血滞成瘀，痰瘀互结阻于肝络，遂成脂肪肝。因此，痰湿、瘀血既是病理产物，又是病理因素。

总之，脂肪肝多因饮食不节、情志失调、肾虚阳衰致肝失疏泄、脾失健运、肾气不足，肝、脾、肾三脏功能失调，不能化脂降浊，产生痰浊、瘀血，痰瘀互结肝络痹阻肝脏而成。其病位在肝，与脾、肾有关。肝失疏泄，脾失健运是脂肪肝的基本发病机制。

（二）分型论治

1.脾虚湿阻型

脾虚不运，脾阳不振，无法运化水湿，停滞中焦。表现为脘腹痞闷不舒，形体肥胖，倦怠乏力，纳呆，肢体困重，嗜睡，头晕，口腻，便溏不爽，舌淡胖，有齿痕，苔白腻，脉细。治宜健脾化痰，祛湿消浊。方选温胆汤合参苓白术散化裁。常用药：陈皮、半夏、茯苓、藿香、苍术、木香、砂仁、白术、枳实、竹茹、党参、黄芪、泽泻、生山楂、佛手、郁金、薏苡仁、白蔻仁、淮山药、厚朴、银杏叶、绞股蓝、丹参、香附、鸡内金等。

组方思路：脂肪肝病位在肝，与脾有关，为肝脾同病。病机为肝失疏泄，肝病传脾，脾气虚弱，健运失司，痰浊内停。"稀者为饮，稠者为痰，水湿为其本也"。湿为痰之本，湿不能气化则为饮，饮因气化不利而停滞，受气火之灼变稠而成痰。痰阻肝络，影响肝的疏泄条达，气机郁结，久之痰浊瘀滞搏结成脂肪肝。二陈汤为治疗一切痰湿的基础方。二陈汤加枳实、竹茹，清肝胆和胃。方中

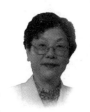

半夏燥湿降气，调中利痰；陈皮行气和中；茯苓利湿；配合党参、薏苡仁、淮山药、砂仁、木香、厚朴、白术等健脾渗湿。湿郁化热，久病必瘀，用佛手、郁金、银杏叶、绞股蓝、丹参、香附清肝热、活血散瘀防硬化。肝气不疏，则胆气不利，予生山楂、鸡内金等消食散瘀。纵观全方，从脾论治，健脾化痰，理气活血泄浊。

2.肝胆湿热型

湿热之邪外袭，郁结少阳，枢机不利，肝胆失于疏泄，或湿热内生，横逆郁遏肝胆，疏泄不畅。表现为胸胁胀闷，恶心呕吐，呕吐痰涎，口臭、口苦、尿黄，身倦体重，大便黏腻或秽而不爽，舌质红，苔黄厚腻，脉弦滑数。治宜疏肝清热，利湿降浊。方选茵陈蒿汤合五味清胆验方化裁。常用药：茵陈、大黄、栀子、厚朴、柴胡、半夏、黄芩、荷叶、蒲公英、郁金、川楝子、紫花地丁、赤芍、枳壳、车前子、土茯苓、泽泻、虎杖等。

组方思路：该型多为嗜食肥甘，饮酒过度，肝胆湿热，肝失疏泄，脾失健运，痰热内生，阻滞气机，肝络血瘀，痰、浊、瘀互结肝络而成。本型口臭，口苦，尿黄，大便黏腻或秽而不爽，舌质红，苔黄厚腻，脉弦滑数，均为湿从热化之象，应分清主次，从肝论治。《伤寒论》曰："阳明病……此为瘀热在里，身必发黄，茵陈蒿汤主之。"茵陈蒿汤是主治湿热发黄的一张卓效方剂。身必发黄而未发黄，用茵陈、大黄、栀子清三焦之热，利湿解毒。茵陈苦、辛，微寒，寒能清热，苦能燥湿，它与苦寒泻火、通利小便的栀子同用，能直导肝胆湿热出小便外泄。大黄苦寒泄热，荡涤胃肠，不但能协助茵陈、栀子以泄郁热，并能通大便以泻结实。五味清胆验方中用蒲公英、紫花地丁合柴胡、黄芩、郁金、虎杖、土茯苓、川楝子、赤芍、枳壳等清中上二焦肝经之热，车前子利下焦之湿而不伤阴。上腹满胀、呕恶，加厚朴、半夏。现代研究表明，泽泻、荷叶能影响胆固醇的代谢，抑制甘油三酯的合成，具有调脂的作用。

3.肝郁脾虚型

本型因肝郁气机不畅，肝失条达，肝木乘脾而致。表现为胸胁胀痛，每因情志抑郁不舒而作，口苦口干，善太息，郁郁寡欢，烦躁易怒，嗳气泛酸，呃逆，舌质红嫩，苔黄，脉弦滑。治宜疏肝理气，运脾化浊。方选柴胡疏肝散或逍遥散加减。常用药：柴胡、枳壳、白芍、赤芍、川芎、丹参、郁金、香附、青皮、陈皮、桃仁、川楝子、地龙、僵蚕、浙贝母、延胡索、鳖甲、莱菔子等。

组方思路：本型从肝脾论治。肝脾不和为本，湿浊、瘀血内阻为标。肝气郁结，疏泄失常，气机阻滞，克于脾土，脾失健运，酿生痰湿，阻滞肝络，痰湿瘀交阻为病。柴胡疏肝散出自《医学统旨》，原方主治"胁肋疼痛，寒热往来"，为疏肝理气之代表方剂，功能疏肝解郁，行气止痛。柴胡升散疏达，调解肝郁，乃治肝郁之要药；肝郁气急，以芍药敛肝柔肝，缓急止痛；配川芎活血散瘀；气郁脉络不畅，以香附调经理气止痛，助柴胡行气解郁；陈皮理气开胃；青皮行气宽中，配以枳壳、香附行气理血，气血同调，肝脾共治。逍遥散亦取其疏肝解郁以达逍遥之

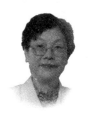

效。疏肝与敛肝相配，一疏一敛，调理气机；行气药配活血药，调理气血，和畅经脉。若肝郁化火，则合用丹栀逍遥散。本方为治肝脾不和的常用方剂，用治血虚肝燥之证。可加牡丹皮泻血中伏火，栀子泻三焦郁火。肝郁则害脾，再若脾虚之证明显，可以四君子汤健脾和中，助土以升木，木达脾升，胆和胃降。桃仁、地龙、僵蚕、浙贝母、鳖甲活血散结。众药合力，诸郁自已。

4.肝肾阴虚型

久病伤肝肾，或禀赋不足，或年老肾亏，或房劳过度，皆可使肝肾阴虚。表现为胁部隐痛，痛势绵绵，头晕目眩，咽干少寐，腰膝酸软，潮热，盗汗，口干，便结，耳鸣，舌红少苔津少，脉细数。治宜滋肾养肝，理气降浊。方选一贯煎合六味地黄汤化裁。常用药：北沙参、生地黄、麦冬、何首乌、山茱萸、淮山药、牡丹皮、女贞子、决明子、枸杞子、五味子、川楝子、当归等。

组方思路：《素问·阴阳应象大论》曰："肾生骨髓，髓生肝。"肝肾同源，肾为先天之本，脾为生痰之源。一贯煎合六味地黄汤为补益肝肾阴虚的常用方。方中重用生地黄，滋阴养血以补肝肾，壮水之主以滋肝木；枸杞子益肝阴、养肝体、益精血；当归养血补肝；佐以沙参、麦冬，既滋脾胃之阴，又滋水之上源，肺胃津旺，金气清肃下行，自能制木，共奏培土荣木、养金抑木之功效；何首乌、牡丹皮、女贞子、枸杞子滋补肾阴；川楝子既能疏泄肝气，又能顺肝木条达之性，且制诸药滋腻碍胃之弊。诸药合用，补疏兼施，寓疏于补，滋阴柔肝，条达肝气，滋阴养血而不遏滞气机，疏肝理气又不耗伤阴血，肝体得以濡养，肝气得以条畅。现代研究证实，脂肪肝的发病机制与神经-内分泌-免疫有关，故应肝肾同治，淮山药有调节免疫的作用。现代研究证实，六味地黄汤能明显抑制肝脏中的脂肪沉积；补肾益精的中药枸杞子、女贞子、何首乌等有降甘油三酯，抑制血清胆固醇在肝内沉积的作用，能防治高脂血症、脂肪肝。

5.痰郁互结型

胁部刺痛，面色晦暗，肝大质硬，胸腹痞闷，痰多呕恶，皮肤见血痣，舌暗红或紫暗或瘀斑，苔白腻，脉弦或涩。治宜健脾理气，化浊祛瘀。方选导痰汤合膈下逐瘀汤化裁。常用药：苍术、山楂、当归、川芎、胆南星、枳实、决明子、姜半夏、茯苓、虎杖、五灵脂、蒲黄、桃仁、三棱、莪术、延胡索、三七、赤芍、橘红等。

组方思路：痰浊蕴结，气滞血瘀，互结肝络而成脂肪肝。其痰湿、瘀血既是病理产物，又是病理因素。脂肪肝进一步发展，可演变为脂肪性肝纤维化，继而脂肪性肝硬化。治宜祛痰降浊，活血化瘀散结。导痰汤出自《重订严氏济生方》，为二陈汤加胆南星、枳实而成。方中胆南星燥湿化痰，祛风散结，枳实下气行痰，共为君药；半夏燥湿祛痰，橘红下气消痰，均为臣药。君臣和合，燥湿豁痰，行气开郁，治疗顽痰，消导中焦积滞。上工治未病，已病防变，对于痞坚积者，结合膈下逐瘀汤中五灵脂、当归、赤芍、川芎、延胡索攻消散积，治疗胁下痞块。辨证

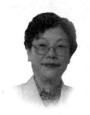

与辨病结合，若影像学提示肝纤维化，可加桃仁、三棱、莪术、三七等破瘀消癥。除痰先治病因，治病求于本，其痰自除，健脾化湿为基本原则，所以加苍术、茯苓等。现代研究证实，决明子、山楂有调脂作用，王清任诸逐瘀汤皆取其活血祛瘀之功用。膈下逐瘀汤用于积聚，在左肋、右肋、脐左、脐右、脐上、脐下按之跳动，皆以此方治之，无不应手取效。

饮食调护：脂肪肝的预防以自我保健为主，应注意合理饮食。肥胖患者需减肥，增强运动，节制饮食，控制体重。戒烟酒及高热卡之油炸食品，多食粗纤维绿色食品。

【临床验案】

张某，男，54岁，干部。初诊日期：2009年5月3日。

主诉：右上腹部胀满3年。

现病史：近3年来，患者自觉右上腹部胀满，食后尤甚，嗳气，反酸，纳食欠佳，口干口苦，晨起为主，睡眠欠佳，大便硬，2～3天一行，小便黄。

既往史：患者既往有嗜食辛辣厚味、喝酒的习惯。

体格检查：神清，语言清亮，气息稍急迫，舌质暗红，苔黄腻，脉弦细滑。腹圆软，上腹压痛，肝胆区叩击痛，背部胆俞穴、肝俞穴有压痛点。

辅助检查：肝胆B超示：脂肪肝。

中医诊断：胁痛（肝胆湿热）。

西医诊断：脂肪肝。

治则：清胆泄热，疏肝利胆。

方药：茵陈蒿汤合五味清胆验方加减。

119

蒲公英15g，紫花地丁15g，川黄连10g，枳壳10g，竹茹10g，柴胡6g，海螵蛸20g，浙贝母12g，佛手10g，法半夏10g，茯苓10g，郁金10g，茵陈10g。配方颗粒，15剂，每日1剂，水冲服。

二诊（2009年5月21日）：右上腹胀满减轻，纳食正常，睡眠佳，大便每日一行，舌质暗红，苔黄，脉弦细滑。药症合拍，肝胆湿热得清，肝气条畅，症状减轻。继服原方30剂。

三诊（2009年6月20日）：诸症明显缓解，右上腹已无胀感，舌质红，苔转白，脉弦滑。中焦肝胆湿热得清，脾胃得健，正气得复。

按语及体会：本案中医可诊为胁痛，证属肝胆湿热。患者既往有嗜食辛辣厚味、饮酒的习惯，中医学认为，饮食不节，脾胃损伤，中宫不运，土壅木郁，肝胆失其条达，湿热内生，阻滞中焦，胆汁瘀滞，则肝气，胆气横逆犯胃，故胃气上逆发为口苦；木郁之气循经上扰，故痞胀；胆气上逆，故气促；肝胆气滞血瘀，湿热与瘀血搏结于舌，故舌质暗红，苔黄腻，脉弦细滑。由于症状明显，辨证准确，故以茵陈蒿汤合五味清胆验方加减治疗，效果明显。

周德丽点评：本病主要是因患者饮食失调，过食肥甘，胆逆犯胃，湿热内生，郁于肝胆，肝胆失于疏泄而导致的。治疗上主要把握好肝胆湿热这条病机，认识到脂肪肝病位在肝，但又和胆有关。体格检查和辅助检查都可证明肝胆有疾患。治疗上以五味清胆验方合茵陈蒿汤清胆泄

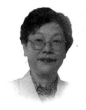

热，疏肝利胆。

肿　瘤

　　肿瘤在中医古籍中一般常用"岩""癌""瘤""石疽""噎膈""反胃""积聚"等字词来描述。早在《黄帝内经》中就有瘤的分类记载，并提到瘤的起因是由于营卫不通、邪气侵袭等。邪气根据人体不同部位的正气虚而发为不同的肿瘤，如筋溜（瘤）、昔溜（瘤）、肠溜（瘤）、骨疽（瘤）、肉疽（骨肉瘤）等。《难经·五十五难》曰："然，积者，阴气也；聚者，阳气也。故阴沉而伏，阳浮而动。气之所积名曰积，气之所聚名曰聚。故积者，五脏所生；聚者，六腑所成也。积者，阴气也，其始发有常处，其痛不离其部，上下有所终始，左右有所穷处。聚者，阳气也，其始发无根本，上下无所留止，其痛无常处，谓之聚。"隋代巢元方所著的《诸病源候论》分门别类描述了许多肿瘤疾病的症状，如"噎嗝""食噎""反胃"。

　　宋代，中华文化进一步繁荣，科学技术及生产力较以前有很大的发展，医学也得到了进一步的发展，加深了人们对肿瘤疾病发生与发展的认识。如宋代的《圣济总录》进一步阐发对肿瘤的看法："瘤之为义，留滞而不去也。气血流行不失其部，则形体和平，无或余赘及郁结壅塞……瘤所以生。"说明了肿瘤发生的内因是由于气血流行失常，郁结壅滞，形成了余赘的观点。《卫济宝书》中第一次使用"癌"字。杨士瀛在《仁斋直指方》中将癌症的某些特征描述成："上高下深，岩穴之状，颗颗累垂……毒根深藏，方孔透里。"

金元至明清时代，癌证病名进一步确立。如窦汉卿《疮疡经验全书》设专篇论述乳癌。申斗垣在《外科启玄》中有论癌发的记载，对各种肿瘤的病因也进行了深入的探讨。

在历史的长河中，历代医家和劳动人民在与肿瘤的斗争中积累了丰富的实践经验和理论知识，这比西方国家早千余年，是中医学宝库中的重要珍宝。中医肿瘤学在中医学上占有一席重要的地位，为世人所瞩目。

在对恶性肿瘤的斗争中，中医治疗最具挑战性。临床上，许多肿瘤发展到一定阶段会出现火热的证候，用清热解毒药治疗有效。现代研究证实，许多清热解毒类药含有较多的抗癌活性物质。

在恶性肿瘤的治疗中，李东垣提出"养正积自消"，这就指出肿瘤的治疗以扶正为主。现代研究证实，许多扶正补益中药具有提高人体免疫功能，促使机体产生抗肿瘤、杀伤肿瘤细胞的T淋巴细胞和B淋巴细胞的作用，还有些补益扶正中药有促使机体产生免疫因子的作用。李东垣提出，补脾胃固元气是治疗的根本，结合后代王孟英重视养胃阴等学术观点，对于肿瘤的治疗具有积极意义。

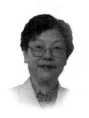

胃 癌

胃癌是我国最常见的恶性肿瘤之一，居消化道肿瘤死亡原因的第一位。目前西医学以手术和放化疗为主，不良反应很大，严重影响了患者的生存质量。中医在术后的调护和提高生存率方面有很大的优势。

关于胃癌，《难经》曰："脾之积名曰痞气，在胃脘，覆大如盘。久不愈，令人四肢不收，发黄疸，饮食不为肌肤。"《济生方》曰："伏梁之状，起于脐下，其大如臂，上至心下，犹梁之横架于胸膈者，是为心积……其病腹热面赤，咽干心烦，甚则吐血，令人食少肌瘦。"《医学统旨》论述胃癌的形成过程，认为先是"酒面炙煿……滞于中宫，损伤脾胃"，后造成"痞满吞酸，久则噎膈反胃"。

【治疗思路】

若患者年老，已近脾虚肾亏之年，正气一虚，脾阳不运，阳气为湿所困，痰浊凝聚，阻遏清阳，气机阻滞，瘀血与痰浊搏结而成本病。脾虚不运，胃失纳谷，故纳不思谷；脾主肌肉，脾胃为水谷气血之海，脾虚则五脏六腑四肢百骸皆无以充养，故消瘦，倦怠乏力；土壅木郁，肝失条达，反克脾土，脾土进一步亏损，故横逆犯胃，胃脘疼痛，痛引胁背，吞酸嗳气；正气已虚，更兼外科手术，气血大伤，故面色萎黄，舌淡嫩紫暗，乃血瘀之征也；舌淡嫩紫暗，脉细，乃脾虚瘀血内阻之征；苔白厚腻，乃湿浊之邪凝聚中焦之象；脉弦滑，乃木郁、湿浊瘀血之象。治宜扶正祛邪，用五味消癌扶免汤加鸦胆子油口服乳液治疗。

【临床验案】

庞某，男，63岁，农民。初诊日期：2009年5月28日。

主诉：胃脘疼痛，不欲进食，消瘦4个月。

现病史：患者于2009年5月因胃脘疼痛，不欲进食，消瘦3个月到某医院就诊，经各项检查确诊为胃癌，于5月15日在全麻下行胃癌姑息性切除+肠切除、肠吻合术。术后病理报告显示（胃窦）低分化腺癌，浸润浆膜层，并有淋巴及远处转移，建议化疗，以进一步治疗。患者及家属拒绝进行化疗，遂来院就诊。诊时患者诉胃脘隐痛，痛引胁背，不欲饮食，反酸，嗳气，伴消瘦，现食欲仍差，每餐进食半流质饮食，大便正常，每日1次。

体格检查：精神差，面色萎黄，上腹部有手术疤痕，腹部压之较坚实，压痛。舌质淡紫，暗苔白厚，脉弦细滑。

中医诊断：积聚（热毒邪气瘀积，脾胃气阴两虚）。

西医诊断：胃癌姑息性切除术后。

治则：清热解毒，扶正祛邪。

方药：五味消癌扶免汤加减。

蒲公英15g，紫花地丁15g，金银花15g，野菊花10g，七叶一枝花10g，白花蛇舌草15g，半枝莲15g，田基黄15g，三棱10g，莪术10g，全蝎3g，蜈蚣1条，炮山甲6g，夏枯草15g，浙贝母10g，佛手10g，法半夏10g，海螵蛸

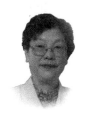

20g，茯苓10g，甘草10g，太子参15g，淮山药20g。配方颗粒，7剂，每日1剂，水冲服。

鸦胆子油口服乳液，口服，1次1支（20mL），每日3次，饭后服。

二诊：患者服药1周，纳食较前好转，胃脘部位仍时有疼痛，反酸、嗳气少。效不更方，继服上方及鸦胆子油口服乳液。

三诊：服完15剂后，患者脘腹已不痛，饮食正常，大便正常。

四诊：服药1个月，患者纳食好转，偶有饮食脘腹疼痛，遂再来就诊。舌质淡紫暗，苔白厚，脉弦细滑。再服原方15剂。

五诊：服药2个月，精神好转，体力增强，偶有头昏眼花，上腹已不痛。

六诊：服药3个月，偶有肢倦乏力，纳食正常，大便正常。

七诊：服药6个月，上腹已不痛，但多食则胀，精神佳，面色红润，能从事家务劳动，做轻农活，能外出串门，能护理小孩，无不适，与正常人一样生活。

服药1年，脘腹不胀不痛，纳食已如常人，大便正常，行走有劲。检查：面色红润，目光有神，舌质淡嫩苔白，脉弦细滑，腹软。全腹无压痛，肝脾触无瘀块，全身浅表淋巴结无肿大，心肺正常。电子胃镜检查结果：胃癌术后改变，残胃炎伴胆汁反流，吻合口炎，吻合口未见溃疡糜烂。肝胆B超：未发现腹腔内肿大淋巴结征象。继续服药治疗原发性胆汁反流性胃炎。

体会及按语：从临床上来看，胃癌的形成多数有慢性胃炎和溃疡病史，有些有慢性胃炎腺体萎缩伴肠上皮化生或异形增生等癌前病变，如能及时治疗原发病，便可防止胃癌的发生，做到一级防癌。对于慢性萎缩性胃炎和胃窦隆起糜烂伴肠上皮化生的患者，周德丽教授以中药为主进行治疗，经过清胃泻火杀菌、疏肝降胆制酸、益气健脾助动护膜复元的三步法治疗，多数患者临床症状得到改善，甚至胃镜下隆起糜烂消失，病理示腺体呈修复性增生，肠化生变异细胞消失，幽门螺杆菌转阴。本案患者以五味消癌扶兔汤加减进行治疗，同时配合鸦胆子油口服乳液。方中白花蛇舌草、半枝莲、田基黄清热解毒泻胃火；夏枯草、浙贝母、佛手、法半夏、七叶一枝花软坚祛痰散结；三棱、莪术活血化瘀，改善肿瘤部位的微循环，消除肿瘤局部的乏氧状态，使癌细胞的增殖生长受到抑制；炮山甲、全蝎、蜈蚣、鸦胆子以毒攻毒，搜剔癌毒不使潜藏，鸦胆子油的微小油滴能长时间黏附在胃癌瘤体表面，渗透癌块，可深层次地杀灭癌细胞；太子参、淮山药、茯苓、甘草益气养阴扶正，提高机体免疫功能，恢复免疫自控监视系统，杀伤癌细胞。

周德丽点评：患者服药的依从性好，能够坚持复诊服药，故患者的症状好转，现在能过上正常人的生活。本案患者诊断为胃癌并多处淋巴转移，来诊时情况较差，姑息手术后邪毒未全去，余邪尚存，处在正虚邪亦虚的态势。方中用大队清热解毒药，杀伤癌毒，活血化瘀，软坚

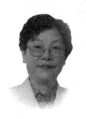

散结，直捣癌巢，同时用太子参等药扶助脾胃之阴。治疗肿瘤患者，无论在肿瘤的哪个阶段，都要有健脾益气、顾护脾胃的药在其中，只是先后之不同，这是扶正的正治，能在攻邪的同时保证正气不衰弱，以达到攻邪而不伤正的目的。

十二指肠腺癌

十二指肠腺癌是指起源于十二指肠黏膜的腺癌。本病多为单发，可由腺瘤恶变而来，组织学上可见腺瘤-腺癌转化及腺癌中的残存腺瘤组织，故腺瘤可以认为是腺癌的癌前病变。十二指肠腺癌是消化道的恶性肿瘤之一，中医无此病名，可归属于中医学"癥瘕""积聚""肠毒""反胃"等范畴。

【治疗思路】

本病多因饮食不节，恣食肥甘，湿热毒蕴；又正气内虚，易受邪侵。病机为脾不健运，湿热蕴毒，内侵滞留肠道，脉络瘀阻，久之结聚成块。气机失调，影响脾胃的升清降浊功能而出现气滞、痰湿、毒邪、瘀血等一系列病理产物，可见腹痛及包块、呕吐、反胃、呕血、黑便、消瘦诸症变生。病位在肠，与脾、胃、肾有关。正虚为本，痰、毒、湿、瘀为标。小肠主传化，六腑化而不藏，以通为用，治疗上以"通"字贯穿始终，以理气解毒、化痰消坚为法，如清热解毒消坚、健脾化痰消坚、活血破瘀消坚等攻邪扶正、标本同治之法。一般而言，早期正气未虚

周德丽

时，以手术为主，配合中药多偏于清化湿毒、理气和血、化瘀消癥；中晚期，病久气血渐衰，治疗以化疗配合中药健脾补虚为主，以理气通降、解毒化坚为辅。针对癌变的不同部位，选择有一定作用的抗癌药物，如白花蛇舌草、半枝莲、炮山甲、三棱、莪术、七叶一枝花、夏枯草等。

【临床验案】

潘某，女，67岁。初诊日期：2009年2月20日。

主诉：上腹疼痛、脘胁胀3个月。

现病史：患者自述2008年7月因上腹疼痛，进食则脘胁胀甚3个月，前往市内某肿瘤医院就诊，经检查，确诊为十二指肠腺癌，做微创手术切除后化疗4次，CT检查提示治疗无效，肿瘤病灶仍大约4cm×4cm，胆总管受压扩张，建议出院中医治疗，遂停止化疗，来院求诊。现症见：上腹胀痛，时有刺痛，纳食差，食入则脘胀，胀满至右胁部，呃逆频繁，时有吞酸，口苦口干，肢倦乏力，由家属搀扶来就诊，大便滞下，2~3日一行。

既往史：患者有高血压病史10余年，胆囊炎病史6年。

体格检查：全身无黄疸，目光乏神，面色苍黄，微浮肿，气短声低但语言较多。腹诊：腹微坚实，胃脘部压痛，右侧腹压痛，胆囊部叩击痛，未触及肿块。头发全脱。舌暗红，苔黄腻，脉弦细滑数。

中医诊断：胃积（肝胆湿热，毒瘀互结）。

西医诊断：十二指肠腺癌。

治则：清肝降胆，消癌制酸，益气养阴，健脾扶正。

方药：清肝降胆消癌扶免汤加减。

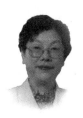

蒲公英15g，紫花地丁15g，川黄连6g，枳壳10g，川厚朴10g，木香6g，砂仁6g，太子参15g，淮山药20g，茯苓10g，甘草10g，柴胡6g，海螵蛸20g，浙贝母12g，佛手10g，法半夏10g，郁金10g，白花蛇舌草15g，半枝莲15g，田基黄15g，三棱10g，莪术10g，猫爪草15g，夏枯草15g。配方颗粒，7剂，每日1剂，水冲服。

鸦胆子油口服乳液，口服，1次1支（20mL），每日2次，饭后服。

饮食宜忌：忌食辛辣炙煿温补食物，忌食鸡肉、鸽肉、酸果。

二诊：服药7剂，上腹及右胁痛减轻，呃逆之声由频转缓，反酸减少，纳食增加，仍口干，夜间口苦。此由原之胆胀病6年，肝胆湿热横逆犯胃，胃阴变伤所致。效不更方，继用清肝降胆消癌扶免汤以除毒瘀互结之癌瘤，益气养阴健脾以扶助正气，提高免疫细胞的免疫功能。同时继续服用鸦胆子油乳液以毒攻毒，攻击癌之巢穴。继服上方15剂，加芦根清热生津。鸦胆子油口服乳液，口服，1次1支（20mL），日3次。同时注意调摄饮食。

三诊：服药15剂后，患者精神好转，纳食有味，食量增加，已能行走，不需家属搀扶。右胁胀而不痛，脘腹少痛，口干苦减轻，无泛酸，呃逆偶有。舌暗红转淡暗红，苔黄白薄，脉弦细滑。此毒减正复之佳兆，宜追邪寇，继用上方30剂，加全蝎3g、蜈蚣3g，继续治癌。

四诊：服药后，患者纳食继续好转，精神体力转佳，已能独自来院就诊。偶有饮食不慎，大便溏烂，于上方中

周德丽

加苍术，暂停鸦胆子油口服乳液，待大便成形后仍照原方法服用。

患者服中药至90剂时，精神较旺盛，语音洪亮，久言仍有气喘现象，面色红润，上腹脘胁无疼痛，偶有微痛，饭后嗳气少，无反酸，纳食佳，大便每日一行。头发乌黑有光泽、卷曲，生活已能自理，且可从事轻体力劳动。在原手术医院全面复查，十二指肠肿块已缩小至0.5cm×1cm，胆总管受压扩张征象消失，心、肺、脑及腹主动脉旁淋巴结等均正常，无转移征。

按语及体会：患者脘胁胀痛，刺痛，或固定不移，或放至右胁胸部。凡痛有定处，固定不移呈刺痛者，已为血瘀内成；痛势游走是尚有气滞；食入则胀，大便滞下是气滞；纳食差，肢倦乏力，目光乏神，食入则胀，为脾气虚证；气短声低是脾肺气虚证；又言语多，言为心声，是心肝火旺证；腹坚拒按是瘀血毒邪互结之征；舌暗红，苔黄腻，口苦口干，嗳气吞酸，右胸胁痛，脉弦滑数，为肝胆实热证；脉细是湿热伤气阴证。总观该病，已是肝胆湿热犯胃（原有胆囊之疾），脾胃之阴两伤，而肝胆湿热邪毒来去，有继续酿癥积之征。本案患者年事已高，血压偏高，肾精亏虚，阴虚阳浮，脾气虚弱，脾失健运，不能输布水谷精微，湿浊凝聚成癥，痰阻气机，血行不畅，脉络壅滞，痰浊与瘀血搏结，肝胆湿热横逆犯胃，胃气重伤，日久气阴两伤，邪热仍在。肝胃不和常用四逆散加味治疗，这是常法，临床较多的是变法。在应用疏肝法治疗本病时，要注意"疏肝不忘和胃，理气还防伤阴"和"忌

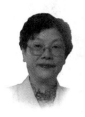

刚用柔"的使用原则。方中用蒲公英、紫花地丁、黄连清泻胆胃之火，枳壳、川厚朴行气消胀，柴胡、海螵蛸、郁金平肝制酸，浙贝母、佛手、法半夏、茯苓、甘草祛痰化饮，白花蛇舌草、半枝莲、田基黄、夏枯草、猫爪草清热解毒散结，三棱、莪术活血化瘀消癥，太子参、淮山药、茯苓、甘草、木香、砂仁益脾醒胃。方中用佛手与法半夏、茯苓、甘草组二陈汤，乃因佛手行气而滋润不燥，故伤阴者可用佛手理气健胃而不伤阴。本例二诊后考虑伤津致肝木过旺而加重病情，故酌加芦根养阴柔肝，同时配合饮食治疗。三诊加蜈蚣、全蝎，继续治癌。四诊加苍术，改大便溏烂之症。

周德丽点评：患者胸胁胀痛，时有刺痛，已是血瘀形成，但痛处放射两胁是尚有肝气郁滞证。食入则胀，且大便滞下，是湿热气滞证，这是体内有瘀血而肝胃有气滞，病机属实的一面。又有纳食差、肢倦乏力、目光乏神、食入则胀的脾气虚证。气短声低是脾肺气阴虚证，但声低而言语多为气阴虚而心火独旺证。纵观患者，五脏阴阳失调，虚实夹杂，此病肝胆湿热，毒瘀互结，心脾气阴已伤，治疗棘手。消化道肿瘤患者来就诊时，大多处于正虚邪实的状况，有脾肺气阴两虚，有脾胃虚寒，有气阴虚而兼有湿热余毒，也有气血两虚、肝肾阴虚等气血阴阳损伤。要仔细地审视正伤如何，邪气如何，知己知彼，方能抓准扶正的方向，灵活用药。祛邪扶正的时机也要掌握，若邪重积深，大积大聚，如不搜而逐之，日进补汤，于病无益也。

大肠癌

肠癌是消化系统很常见的恶性肿瘤，这里主要讨论大肠癌。大肠癌多见于结肠癌和直肠癌，就病理而言，结肠、直肠癌多见腺癌，腺癌细胞主要以柱状细胞、黏液分泌细胞和未分化细胞为主。肠癌临床表现不明显，主要见腹痛、肠道出血、肠梗阻、腹内肿块、身体消瘦等。检查主要以X线钡餐及肠镜检查为主。

肠癌属于中医学"积聚"的范畴。《素问·举痛论》曰："寒气客于小肠膜原之间，络血之中，血泣不得注于大经，血气稽留不得行，故宿昔而成积矣。"《外科正宗》曰："蕴毒结于脏腑，火热流注肛门，结而为肿，其患痛连小腹，肛门坠重，二便乖违，或泻或秘，肛门内蚀，窜烂经络，污水流通大孔，无奈饮食不餐，作渴之甚，凡犯此未得见其生。"

【治疗思路】

肠癌的治疗，手术仍然是目前最有效的方法，特别是早期发现的原位癌，且病变部位较小，没有发生转移。现临床中药治疗主要是术后患者的善后治疗，如减轻放化疗的不良反应、恢复体力、提高生活质量等，中药有很好的作用。肠癌术后早期多为气滞血瘀，湿热郁结于肠，瘀毒蕴结，无法消除，造成肠道功能失调，可见腹痛、里急后重、便血等症状，治疗主要以攻邪为主。晚期久病致中焦

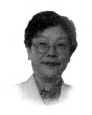

虚寒，阳气失于温煦，或者久病肾阳虚衰，脾土不运，症状加重，故后期以扶正为主，但也不忘攻邪。

【临床验案】

卢某，女，65岁。初诊日期：2009年3月16日。

主诉：乏力3月余。

现病史：乏力，干呕，少气懒言，纳尚可，大便溏烂，日行1次，无血便，无腹痛，伴肠鸣。

既往史：患者2008年12月15日因升结肠癌在医院行手术治疗，继而进行4次化疗。化疗期间，出现上症，未能坚持化疗。为减少化疗期间西药的不良反应，继续完成化疗，故寻求中医治疗。

过敏史：否认药物、食物过敏史。

体格检查：舌质红嫩，苔白，脉沉细。

辅助检查：血常规中白细胞1.7×10^9/L。

中医诊断：积聚（脾胃虚弱，气血两虚）。

西医诊断：结肠癌术后。

治则：补脾益气，健脾生血。

方药：香砂佛手郁金汤合举元扶免汤加减。

木香6g，砂仁6g，佛手10g，郁金10g，法半夏10g，茯苓10g，黄芪20g，太子参10g，淮山药20g，神曲10g，麦芽10g，苍术10g，女贞子10g，莲子20g，甘草10g。配方颗粒，15剂，每日1剂，水冲服。

忌食高蛋白食品，如鱼、龟、鸽子等。

二诊（2009年4月2日）：服药15剂，呕吐减，精神好转，仍大便溏烂，日行1次，无血便，无腹痛，肠鸣减。

舌质红嫩，苔白，脉沉细。辅助检查：血常规中白细胞升至$2.7×10^9$/L。患者因肠癌手术，加上化疗毒药，以毒治毒，在攻伐毒邪的同时，亦戕伐正气，脾胃虚弱，气血生化乏源，气虚血亏，不能营养四肢百骸，故见神疲乏力。脾虚湿盛，余毒未清，出现溏便、肠鸣。治疗上注重整体调节，健脾益气，扶正培本。通过扶正，脾健气复，血应而生，提高免疫力而取效。调整上方，以党参20g代替太子参，改木香为10g，加红枣15g。配方颗粒，15剂，每日1剂，水冲服。

三诊（2009年4月18日）：服药15剂，呕吐止，精神好转，大便成形，有少许黏液，日行1次，无血便，无腹痛，无肠鸣。舌质红，苔白，脉细滑。辅助检查：血常规中白细胞升至$4.7×10^9$/L。脾强胃健，水湿得化，大便成形，肠鸣消失。脾胃是气血生化之源，脾胃健运，气血渐复，白细胞渐升，患者免疫力提高，精神好转。一诊方加山楂10g，继服以巩固治疗。嘱化疗前2小时服中药。

四诊（2009年5月4日）：诉已完成2个疗程的化疗，现结束化疗。化疗期间未出现明显反应，白细胞稳定在$3.5～4×10^9$/L之间。要求继续中药治疗。嘱化疗前服药，先顾护中焦脾胃之气，中焦一运，邪不可干，以降低化疗毒药的毒性。改方为五味清胆验方合胃舒加"三草"，巩固治疗，延缓复发。

蒲公英15g，生地黄15g，川黄连10g，枳壳10g，川厚朴10g，白及15g，柴胡6g，海螵蛸20g，浙贝母12g，佛手10g，法半夏10g，茯苓10g，甘草10g，郁金10g，川楝

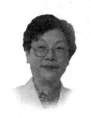

子10g，白花蛇舌草15g，半枝莲15g，田基黄15g。配方颗粒，7剂，每日1剂，水冲服。

五诊（2010年5月12日）：诉化疗期间未出现明显反应，坚持完成化疗。

按语及体会：本病多因饮食不节，脾失健运，湿热蕴毒下迫肠道，或老年正气内虚，易受邪侵，邪毒留滞肠道，邪毒成痈，从而发病。治疗上，周德丽教授主张，早期以手术为主，配合中药治疗。她认为，肿瘤手术后，气血亏虚，正虚邪亦虚，此时患者脉象多见沉细无力，此为良脉，预后好；若术后、化疗后，脉象仍弦长、弦滑，提示余毒未清，极易复发，预后不良。化疗期间会出现一些不良反应，如白细胞下降、头晕、乏力、呕吐、少气懒言、精神萎靡、大便溏烂等，这是大毒致病，戕伐正气，脾胃虚弱，气虚血亏的表现。治疗上注意保护脾胃，调养气血，提高患者免疫力，周德丽教授强调以清补为主，不用攻毒之药，用自拟方香砂佛手郁金汤合举元扶免汤，于化疗前、化疗中服，每每见效。术后不主张猛补、温补，过补易复发。化疗后缓解期可攻补兼施，扶正祛邪结合，用组方五味清胆验方合胃舒加"三草"，巩固疗效，延缓复发。其中"三草"（白花蛇舌草、半枝莲、田基黄）有清热解毒、化瘀消瘤的作用。

周德丽点评：本案患者脉沉细无力，病情相对稳定，以健脾扶正为主，方用香砂佛手郁金汤合举元扶免汤加减。

肝　癌

肝癌是我国最常见的恶性肿瘤之一，被称为癌中之王，其死亡率在消化系统恶性肿瘤中居第3位，且发病率逐年升高，已经严重危害到人类的健康。肝癌属中医学"胁痛""积聚"等范畴。《诸病源候论》曰："癥者，由寒温失节，致脏腑之气虚弱，而食饮不消，聚结在内，染渐生长。块盘牢不移动者，是癥也。"《症因脉治》："内伤胁痛之因……或死血停滞胁肋，或恼怒郁结，或肝火攻冲，或肾水不足……皆成胁肋之痛矣。"

【治疗思路】

本病有脾肺气阴两虚，有脾胃虚寒、肝胆湿热，也有阴虚火旺、气血两虚、肝肾阴虚以及各脏腑阴阳气血损伤兼夹证，治疗时要仔细地审视病在何脏何腑，阴阳气血耗伤孰轻孰重，抓准扶正的方向，灵活用药，不能一谈虚就用温补，扶正祛邪的时机也要掌握，如邪重积深，大积大聚，不搜而逐之，日进补汤于病无益。必须辨证论治，该泄则泄，补泄相结。《证治汇补》曰："宜伐肝泻火为要，不可骤用补气之剂，虽因于气虚者，亦宜补泻兼施……故凡木郁不舒，而气无所泄，火无所越，胀甚拒按者，又当疏散升发以达之。"《儒门事亲》曰："积之成也，或因暴怒、喜、悲、思、恐之气。"临床许多肿瘤患者常因七情郁结而化火，气滞血瘀而成。寒凉派的刘河间

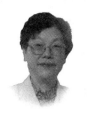

认为，火热致病，当用寒凉药治疗火热之证。

【临床验案】

吴某，男，63岁，农民。初诊日期：2009年8月6日。

主诉：自觉右胁疼痛半年。

现病史：患者自觉右胁疼痛半年，逐渐加重，发现胁下有肿块逐渐增大1个月，到某医院做CT等多项检查后，诊断为原发性肝癌伴腹腔淋巴结转移，遂来求医治疗。诊见患者精神差，两目无神，身黄疸，诉胁痛腹胀，食后则脘痛腹胀甚、口苦，气喘促，纳差，纳较平日减少，大便溏烂，每日2次。且肢倦乏力，体重日渐消瘦。

体格检查：舌质暗淡有齿印，苔白腻，脉弦细滑。腹部微膨隆，压之坚实，右胁下癥块巨大，推之不移，压之痛，脘腹亦有压痛，左胁下亦触及癥块，无压痛，腹部叩诊移动性浊音，黄疸中度。

辅助检查：院外肝脏CT示：原发性肝癌，肝内多发占位性病灶，最大者约7.1cm×10cm×11cm，脾大，右肾多发结石。

中医诊断：肝积（脾虚湿毒互结）。

西医诊断：原发性肝癌伴腹腔淋巴结转移。

治则：清肝胆湿热，活血软坚散结，益脾扶正。

方药：消癌温脾扶免汤加减。

党参15g，白术10g，茯苓15g，甘草10g，木香6g，砂仁6g，黄芪15g，红枣15g，女贞子15g，柴胡6g，枳壳10g，郁金10g，三棱10g，莪术10g，夏枯草15g，猫爪草15g，生牡蛎15g，炮山甲6g，全蝎3g，蜈蚣1条，重楼

10g，苍术10g。配方颗粒，15剂，每日1剂，水冲服。

鸦胆子油口服乳液，口服，1次1支（20mL），每日3次，饭后服。

二诊：服药15剂，上腹胀满、食后尤甚大减，纳食稍增，大便溏好转。上方去苍术，继续服药1个月。

三诊：服药1个月后，上腹胀满较前大减，纳食增加，寐可，大小便尚可。继服上方。

四诊：服药后，各症状都好转，腹水减少。若无其他新症状，嘱患者可守原方继续服药。

原方出入治疗半年，腹水消失，腹已不胀，纳食正常，肝区不痛，大便正常，生活能自理。消坚磨积，非一日之功，患者坚持服药，脾胃之虚逐渐恢复，中州脾旺，后天之本充足，水湿得除，肝胆之气条达，邪毒瘀血无藏身之地。患者服药1年3个月，停用鸦胆子油半年。复诊时面色红润，有光泽，两眼有神，语音爽朗，动作轻便灵活，无肝区疼痛，饮食正常，诉能上山看牛，在家带娃。复查肝脏CT，肝内多个大小不等低密度占位性病变，最大的缩小至6.5cm×5.5cm，肝硬化，脾大较前缩小。

按语及体会：本案患者右胁下癥块巨大，推之不动，坚硬如石，左胁下亦有癥块，腹部叩诊有移动性浊音，腹水已见。该积已半年，人已消瘦，已有死证，但观其黄疸为中等度黄，颜色尚鲜明，脘腹胀满，食入胀甚，纳差，便溏，舌暗淡有齿印，苔白腻，脉弦细滑，脉不沉伏，说明还有胃气，脾虚寒、气滞，还有生机。本案为肝胆湿热郁之成毒，湿毒瘀血互结成症。肝胆湿热横逆犯胃，脾胃

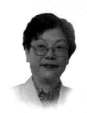

虚弱，故脘腹胀满、纳差、便溏。肝胆湿热溢于肌肤发为黄疸，色黄鲜明是阳黄。胆气上逆，故口苦、气喘促。《诸病源候论》云："积聚成病，蕴结在内，则气行不宣通……心腹胀满则烦而闷，尤短气也。"对其脉象有云："又积聚之脉，实强者生，沉者死。"该患者之脉弦细带滑，是虽死而有一线生机也。消癌温脾扶免汤以温中健脾、提高免疫力及清肝胆湿热、活血化瘀、软坚散结消除癌瘤为治疗目的。本案患者脾、肺、肾均虚，有水漫三焦之象，脾主运化而灌四旁，中州一运，可达五脏六腑也。肝胆湿热久踞犯胃伤脾，已成燎原之势，如用苦寒清泄肝胆湿热、活血化瘀攻伐之品，将使已虚之脾呈决堤之势。攻邪要先用大队扶正温中之品，待脾阳得扶，水邪得去，肝胆之积才能得化。因此，方中用香砂六君加黄芪加强补肺脾之气；红枣护胃；女贞子于补脾肺中补肾，使肾元先固，水不能犯土；再用消癌之品大举攻之，功可成也。

周德丽点评：据临床所见，肝癌多见毒瘀互结和湿瘀互结两型，毒瘀互结型多属弥漫性原发性肝细胞癌，多由乙型肝炎重型反复不愈发展而来，邪毒深重，常邪陷营血，邪毒水湿弥漫三焦，致大量腹水，黄疸加深，重者用犀角地黄汤加茵陈蒿汤及大量杀癌解毒药，偶有救得一二生还，多数患者心、肝、肾衰竭，迅速死亡。湿瘀互结多属肝内巨块型肝癌，湿性黏滞，不易速去。湿性沉重，湿邪化热，热伤气阴或湿邪伤阳气，造成虚寒证时病情虽重但较缓慢。本案患者属湿瘀互结成巨大癥块，用扶正健脾、温中化湿非常合拍，病机缓慢，给治疗带来机会，但如不抓准机会，错过机会治疗也会失败。经过中药治疗后，患者癌块缩小，稳定1年3个月后仍健在，参加轻农活，无特殊痛苦，生活质量提高，说明中药治疗中晚期肝癌是有效的。

脑膜瘤

脑膜瘤是脑瘤的一种，是脑实质邻近组织原发或转移肿瘤。脑为髓海，十二经脉皆上于面走于窍，脑毒病邪循经走络，可累及他脏。《灵枢·百病始生》曰："凝血蕴里而不散，津液涩渗，著而不去，而积皆成矣。"脑瘤的病机为脏腑虚弱（脾阳虚弱，肝肾阴虚），邪毒入侵，痰湿、瘀血、火毒搏结于髓海，痹阻脑络，留而不去，形成脑积。头为诸阳之首，五脏六腑之津血皆会于此。清阳受扰，气血逆乱，诸症从生。肝木克土则呕吐；痰瘀内阻，肝风内动，清阳受扰，气血逆乱，则癫痫、抽搐、头痛。脑瘤可归属于中医学"头风""癫痫""呕吐""中风"等范畴。

【治疗思路】

西医以手术及化疗、放疗为主。中医治疗上，宜扶正祛邪，痰瘀毒同治，攻补兼消。周德丽教授提倡治瘤"三步法"，可使痰瘀毒同治，积坚得消，邪祛正复，患者延年。初期，正气未衰，攻邪为主，兼以扶正。中晚期，扶正与攻邪并重。患者术后及放化疗后，扶正为主，若余毒未尽，则兼以祛邪。施以健脾化痰、清热解毒、化瘀软坚

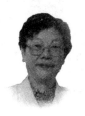

法。用参苓白术散健脾或二陈汤化痰。女贞子、百合、白芍、地黄等补益肝肾；蒲公英、紫花地丁、七叶一枝花、白花蛇舌草、半枝莲、田基黄、猫爪草、夏枯草等清解热毒；生牡蛎、浙贝母软坚散结；三棱、莪术祛瘀消积；再予五虎汤中全蝎、蜈蚣、水蛭等虫类药以毒攻毒，不仅能抑制肿瘤细胞，而且能增强淋巴细胞转化率，提高机体免疫力。众药合力，达到缓解症状、抑制肿瘤生长及复发、延长患者生存期的目的。周德丽教授强调，在治疗过程中，要始终顾护胃气，有胃气则生，无胃气则死。

【临床验案】

谭某，女，57岁。初诊日期：2008年12月7日。

主诉：左额脑膜瘤术后8年，复发5个月。

现病史：患者2000年2月因手足反复抽搐2年，头痛伴呕吐半年，在某医院行左额肿瘤切除术，病理诊断脑膜瘤（血管外皮细胞型）。术后4年，左额脑膜瘤复发，再次手术切除。出院后，患者经常出现突发晕厥、呕吐等症状。2008年7月14日，突然昏倒，伴抽搐、呕吐1个周，再次入某医院就诊，经头颅CT检查，诊为左额脑膜瘤复发，并肺及肝部多发转移。入院开颅切除脑膜瘤，建议化疗治疗。患者及家属拒绝，求治于中医。患者精神差，目光无神采，面色苍白，语音低怯无力，诉头痛、呕吐、眼前飞蚊感，睡眠欠安稳，常有突然昏迷、抽搐症状，口苦有痰，量少色黄，胸背部疼痛，纳食尚正常。

既往史：左额脑膜瘤切除术。

检查：左侧耳下淋巴结肿大，质硬，无压痛。肺部CT

141

示两肺多发转移瘤，肺右叶上段囊肿（疑转移瘤）直径最大3.8cm。舌质红嫩有齿印，舌苔黄腻，脉沉弦。

中医诊断：脑积（痰毒瘀阻，气阴两虚）；肺积（痰毒互结，气阴两虚）；肝积（肝胆湿毒瘀互结，气阴两虚）。

西医诊断：脑膜瘤。

治则：清热解毒，化痰软坚，活血化瘀，益气健脾。

方药：消癌扶兔汤加减。

太子参15g，淮山药20g，茯苓10g，甘草10g，大枣15g，黄芪15g，女贞子15g，百合10g，蒲公英15g，紫花地丁15g，七叶一枝花10g，白花蛇舌草15g，半枝莲15g，田基黄15g，猫爪草15g，夏枯草15g，生牡蛎15g，浙贝母12g，法半夏10g，佛手10g，三棱10g，莪术10g，全蝎3g，蜈蚣1条。配方颗粒，15剂，每日1剂，水冲服。

鸦胆子油口服乳液，口服，1次1支（20mL），每日3次，饭后服。

二诊：服完上药后，头痛、胸痛减轻。夜间睡眠时，家属发现患者四肢偶有抽搐现象。仍口苦，有少量黄痰，精神欠佳，纳食尚正常，肢倦乏力，生活不能自理。舌质红嫩有齿印，舌苔黄腻，脉沉弦。此大虚大积，胃气尚存，脑积已稍缓，肺、肝之邪仍盛。效不更方，继服上方30剂。

三诊：服药后，患者精神转佳，头不痛，纳食正常，偶有咳嗽，胃脘不适，仍口苦。上方加枳壳10g理气，芦根10g理气养胃调中，继续治疗3个月。

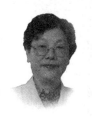

服药后来院复查：胸部CT、头颅CT均示病灶稳定无增大，肺门及纵隔淋巴结无肿大，胸腔无积液。

半年后，患者来诊见精神佳，纳食正常，生活自理，能从事家务劳动，偶有突然昏厥1次，仍有短暂性四肢抽搐。元气已逐渐战胜癌邪，效不更方，上方加珍珠15g，继服半年。

1年后，患者来诊见面色红润，精神健旺，行走快捷，生活自理，能从事家务劳动。头颅CT：脑膜瘤术后改变。肺部CT：两肺多发转移瘤，直径最大2.7cm（原3.8cm），边界清楚，各叶段支气管通畅，未见受压现象，纵隔气管未见移位，肺门纵隔未见增大淋巴结，未见胸腔积液征。肝脏CT：病灶稳定。

按语及体会：本案患者头痛目眩（眼前飞蚊感），四肢反复抽搐，大发作时伴见昏厥不知人，小发作时四肢轻微抽搐、呕吐、痰涎量少色黄浊，口苦、胸背部疼痛，舌质红，苔黄腻，脉沉弦。从症状、舌脉来看，患者先感受火热邪毒，中人肝胆经脉和脏腑，烧灼津液，经脉失养，故头痛、抽搐、脉弦。火毒伤津耗液，同时炼液成痰，风痰阻窍，则发突然昏迷。痰阻经脉，故胸背疼痛。肝胆湿热痰浊犯胃，胆气上逆，故口苦、呕吐。邪毒踞藏，毒瘀、痰浊互相搏结而成肿瘤，故发为脑膜瘤。经三度开颅切除肿瘤，正气已虚，但邪毒尚未除尽，死灰复燃，且癌毒已突破防线，转移扩散至肺部、肝脏，出现肺、肝损害，肺内多发转移灶，肝内多发转移灶。由于邪毒久踞，损伤气阴、气血，故兼见精神差、目光无神采、面色

143

苍白、语音低怯无力、舌质嫩有齿印、脉沉等元气大伤之象。

消癌扶免汤以益脾滋阴、提高免疫力及清热解毒、活血软坚、散结消瘤为治疗目的。方中用太子参、淮山药、茯苓、甘草，即自拟之养阴四君子，加黄芪、女贞子、百合、大枣，起到益脾滋阴、恢复脾之健运、补益肺之主气、滋养肾之元阴之目的，使气血旺盛，免疫力增强。蒲公英、紫花地丁、田基黄、白花蛇舌草、半枝莲、七叶一枝花清热解毒、杀癌；猫爪草、夏枯草、生牡蛎、浙贝母、法半夏、茯苓化痰软坚，消除脑之积水；三棱、莪术活血化瘀消癥；全蝎、蜈蚣、鸦胆子油口服乳液以毒攻毒，全蝎、蜈蚣有杀伤癌细胞及镇痛的作用。鸦胆子油口服乳液为鸦胆子种仁油，经过科学加工而制成，主要成分有三油酸甘油酯、油酸、亚油酸、软脂酸、硬脂酸、花生酸等，油酸为鸦胆子油中的抗癌有效成分。其作用机理为鸦胆子油的小油滴与肿瘤细胞有较好的亲和力，而且在癌细胞周围黏附时间较长，有助于药物与癌细胞的接触，增加抗癌剂向组织内渗入的机会，产生杀灭、抑制癌细胞的良好效果。鸦胆子油口服乳液通过血脑屏障，在大脑、脾、肝、肾、肺中的血药浓度为最高。本案集中药及现代中药高科技产品进行治疗，药效明显。

周德丽点评：权衡病势，患者已是三度开颅切瘤，正气大伤，而脑、肺、肝邪毒旺盛，正大虚、邪大实，九死一生，虽不能而为之。《医宗必读》中对此矛盾重重的病势采取攻补兼施之术，破大积，治大虚，缓攻缓补，以平为期。

食管癌

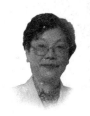

食管癌是原发于食管的恶性肿瘤，以鳞状上皮细胞多见，临床上以进行性的吞咽困难为典型表现。我国是食管癌高发国家，病因尚不明确，主要与生活条件、饮食习惯及存在着强致癌的物质、缺乏一些抗癌因素和遗传因素有关。西医学流行病学的调查提示，长期进食高温的食物与食管癌的发病有一定关系。通过观察也发现，食管癌发病与年龄有关。

食管癌归属于中医学"膈中""膈塞""膈气""噎证"等范畴。噎证之名，始见于《诸病源候论》，书中有云："噎者，噎塞不通也。"唐宋之后，始称噎膈。《太平圣惠方》曰："寒温失宜，食饮乖度，或恚怒气逆，思虑伤心，致使阴阳不和，胸膈痞塞，故名膈气也。"《医碥》云："酒客多噎膈，好热酒者尤多，以热伤津液，咽管干涩，食不得入也。"《医学统旨》曰："酒面炙煿，黏滑难化之物，滞于中宫，损伤脾胃，渐成痞满吞酸，甚则为噎膈反胃。"

【治疗思路】

《医学心悟》曰："凡噎膈症，不出胃脘干槁四字。"噎膈初起，正气未见太虚，可见吞咽困难，或食后胸膈痞满。后有灼热疼痛感，病情逐渐加重，由实转虚，或虚实夹杂，饮食难入，或食后即吐。噎膈表现为本虚标实，治

周德丽

疗上急则治其标，缓则治本。本病初起以标实为主，重在治标，以攻邪为主，取清热解毒、化痰消瘀为法。后期以正虚为主，重在扶正，治以健脾益胃为主。《景岳全书》曰："凡治噎膈，大法当以脾肾为主。盖脾主运化，而脾之大络布于胸膈，肾主津液，而肾之气化主乎二阴，故上焦之噎膈，其责在脾，下焦之闭结，其责在肾。治脾者，宜从温养，治肾者，宜从滋润，舍此二法，他无捷径矣。"

【临床验案】

黄某，男，51岁。初诊日期：2009年12月23日。

主诉：反复吞咽困难半年，加重1月余。

现病史：患者今年6月份因进食时咽喉不适就诊于广西医科大学，确诊为食管癌，在广西壮族自治区民族医院进行手术和化疗，自觉症状缓解。自诉平素性情急躁，近来因情绪激动后进食，突然感觉吞咽困难，以后哽噎症状逐渐加重，纳差。今为求中医药治疗，故来我院就诊。现症见：吞咽困难，进食时胸骨有异物感，食后胃脘胀满疼痛，胸胁窜痛，反酸，郁闷不舒，嗳气则舒，背部沉紧感，纳差，痰多白黏，口淡无味，乏力，情志不舒时上症加重，心烦，寐欠安，二便调。

既往史：无特殊。

过敏史：未发现特殊药物、食物过敏史。

体格检查：血压120/80mmHg，精神欠佳，营养中等。心肺检查未见异常，腹平软，呈舟状，有压痛，右上腹叩击痛，无反跳痛。舌暗红苔白，脉弦滑。

辅助检查：胸部CT示：食道及胃有相应切除，肿瘤部

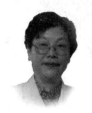

分向腋下淋巴转移性肿大结节。

中医诊断：噎膈（气血痰瘀）。

西医诊断：食管癌切除术后并淋巴转移瘤。

治则：疏肝解郁，活血化瘀，消癌扶兔。

方药：五味消癌扶兔汤加减。

紫花地丁15g，蒲公英15g，夏枯草15g，猫爪草15g，半枝莲15g，田基黄15g，三棱10g，莪术10g，生牡蛎15g，全蝎3g，太子参15g，淮山药20g，女贞子12g，柴胡10g，海螵蛸20g，浙贝母12g，木香6g，法半夏10g，佛手10g，郁金10g，川黄连6g，川厚朴10g，枳壳10g，茯苓10g，甘草10g，炮山甲3g，大枣5个。配方颗粒，30剂，每日1剂，水冲服。

鸦胆子油口服乳液，口服，1次1支（20mL），每日3次，饭后服。

二诊：服药30剂，进食稍顺利，夜寐明显好转，纳差，余同前，舌脉同上。30剂过后，气滞、痰凝、血瘀3种邪气渐衰，肝气得以疏泄，故夜寐好转，脾胃功能初步恢复，继予上方加健胃、开胃之品。上方加炒麦芽30g、鸡内金10g，继服6剂。

三诊：自觉胸骨后闷胀感减轻，反酸，舌暗红，苔白，脉弦。36剂过后，气血已调和，但脾胃受损，运化失常，致胃脘胀满不适，胃气上逆，故反酸。上方加木蝴蝶行气，海螵蛸加强制酸之力，继服6剂。

四诊：自觉症状大有好转，哽噎症状基本消除，纳食增加，精神良好。舌淡红，苔薄白，脉细。服上药后，肝气

周德丽

得疏，脾胃气机调和，继予健脾和胃之方药以巩固疗效。

按语及体会：本案由于患者平素性情急躁，饮食不慎，气、血、痰、瘀互结于咽喉，津枯血燥，而致食管狭窄、食道干涩而成。噎膈的病因以内伤饮食，情志、脏腑失调为主，形成气滞、痰凝、血瘀3种邪气阻滞食道，使食道狭窄。本病可见邪实的一面，又可见本虚的一面，故在疏肝健脾的基础上配合活血化瘀药，肝脾同治，气血同调。本病相当于食管癌，为难治性疾病，目前还没有有效的药物可以治愈，只能对症治疗，控制病情进一步发展。食管上连于口，下连于胃，足阳明胃经所循，故治求之于脾胃。治疗以五味消癌扶兔汤为基础，加木香醒脾化湿；予二陈汤健脾和胃；用太子参、淮山药、茯苓、甘草、女贞子、大枣益气扶正，提高机体免疫功能；用大队清热解毒散结、杀癌抑癌药紫花地丁、蒲公英、夏枯草、半枝莲、田基黄、猫爪草、穿山甲穿捣癌巢，杀伤癌细胞；全蝎、鸦胆子油以毒攻毒，以防邪毒去而复返，另防余毒扩散，食管癌复发。

周德丽点评：噎膈一病是相当棘手的肿瘤，因中药以汤药口服为主，治疗途径相对较少。噎膈之证主要表现为吞咽困难，呕吐痰涎如丝状黏稠，终至点滴难下，汤水难进。本案患者已有淋巴结转移，虽手术切除肿瘤，但复发率相当高，用中药清热解毒消残癌，益气健脾，养阴滋液润燥，化痰软坚以散结，活血化瘀消除残留之癌毒和转移之癌毒。纵观全方，能消癌扶兔（免疫），亦即不可为而为之也。

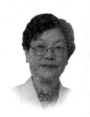

肺　癌

　　肺癌的发病率高居男性肿瘤的首位，并由于早期的诊断不足，预后效果差。目前，治疗上还是以手术、放化疗为主。虽然随着医疗技术的进步，新药及靶向治疗药物的出现提高了患者的生存率，延长了生存时间，但并没有在诊断及肺癌治疗后生活质量上有很大的改善。

　　本病多见于中医古籍中的肺积。《济生方》曰："息贲之状，在右肋下，覆大如杯，喘息奔溢，是为肺积。诊其脉浮而毛，其色白，其病气逆背痛，少气喜忘，目瞑肤寒，皮中时痛，或如虱缘，或如针刺。"这些症状与晚期肺癌的临床表现相似。《杂病源流犀烛》曰："邪积胸中，阻塞气道，气不宣通，为痰，为食，为血，皆得与正相搏，邪既胜，正不得而制之，遂结成形而有块。"说明正虚邪侵、气机不通、痰血搏结是肺癌产生的病机。

　　【治疗思路】

　　本病必须及早发现，早期手术，尽可能延长患者生命。肺癌多因正虚邪侵、气机不通、痰血搏结而成。肺为娇脏，最易感受邪毒的攻击，而出现肺系疾病。治疗上辨证论治，正气尚存，邪气尚浅，一般状况良好，可攻邪为主，扶正为辅；若正气衰弱，或有全身转移，则应扶正为主，攻邪为辅。

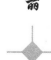

周德丽

【临床验案】

汪某，男，65岁。初诊日期：2009年4月13日。

主诉：胸痛6月余。

现病史：患者2008年年底在广西医科大学确诊为左肺鳞癌，手术后已化疗3个月。自诉近6个月来反复胸痛，无气紧，胸痛放射背部，无咳嗽，无气喘，无咯血，纳可，稍心悸，眠差，大便干结。

既往史：患者年轻时有左肺结核病史。平素吸烟，2日1包。

过敏史：否认药物、食物过敏史。

体格检查：神清，精神欠佳，左肺呼吸音弱，未闻干湿啰音。舌质淡嫩，苔白润，脉弦细。全腹平软，无压痛，无反跳痛。

中医诊断：肺癌（阴虚毒热）。

西医诊断：左肺鳞癌化疗后。

治则：养阴清热，解毒散结。

方药：百合固金汤合五味消瘰验方加减。

紫花地丁15g，蒲公英15g，白花蛇舌草15g，夏枯草15g，三棱15g，莪术10g，田基黄15g，瓜蒌壳15g，百合15g，沙参15g，天冬10g，太子参15g，佛手10g，郁金10g，淮山药20g，浙贝母12g，神曲10g，女贞子15g，莲子20g，甘草10g。配方颗粒，7剂，每日1剂，水冲服。

鸦胆子油口服乳液，口服，1次1支（20mL），每日3次，饭后服。

二诊（2009年4月21日）：服药7剂，胸痛稍减轻，口

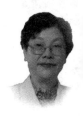

干，夜间眠差，大便干结。舌质淡嫩，苔白润，脉弦细。效不更方，继服上方15剂。

三诊（2009年5月7日）：服后，胸痛明显减轻，口干减，夜间睡眠改善，大便软。舌质淡嫩，苔白润，脉弦细。气阴稍复，气血调和，肠润舟行。上方加玉竹10g、天花粉10g，继服上方。

四诊（2009年5月23日）：30剂过后，病情稳定，舌红，苔薄白，脉弦细。补阴阳，调气机，继续服药调理。

按语及体会：本病属于肺癌（阴虚毒热），因患者长期吸烟，感受邪毒，滞留脏腑，气血运行不畅，毒瘀互结，引发癌症。癌毒蕴而化热，耗伤肺阴，再则术后化疗，肺气受损，气阴两虚，气血不行，则病发胸痛。本方用紫花地丁、蒲公英、白花蛇舌草、夏枯草、田基黄清热解毒，三棱、莪术、浙贝母消瘰，百合、沙参、天冬、太子参滋养肺阴。恐解毒之药苦寒伤胃，酌以淮山药、神曲、莲子、佛手健脾理气护胃。本病虚实夹杂，祛邪与扶正并进，疗效确切。周德丽教授认为，大凡癌症患者病情控制稳定，脉象应弦细，提示正虚邪亦虚，治疗上宜清补护胃，慎大温大补以助邪；若脉洪大，长脉（寸关尺皆长）则示病近，恐病情有变，预后不良。从该患者病脉看来是相符的。

周德丽点评：据报道，百合、太子参、女贞子、淮山药、莲子等品虽味属平淡，但能益气扶正，提高患者体液免疫（产生白介素），抗肿瘤坏死因子，产生干扰素及细胞免疫如NKC、LAKC、T淋巴细胞等肿瘤杀伤因子和细胞，是中药对肿瘤的免疫治疗。

乳腺癌

乳腺癌是女性常见的恶性肿瘤之一，并有发病率逐年上升的趋势。本病年轻患者少见，主要见于40岁之后，特别是无生育或无哺乳、月经过早来潮或绝经推迟的女性发病率最高，而且有家族遗传史。随着社会的进步，营养过剩、肥胖、高脂饮食等可加强或延长雌激素对乳腺上皮细胞的刺激，从而增加了发病的概率。

《疮疡经验全书》中对乳癌的描述是："捻捻之内如山岩，故名之。"王肯堂认为，乳癌是因为"忧怒郁遏"所致。陈实功认为，"乳岩由于忧思郁结……所愿不遂……结聚成结"。朱丹溪论乳腺癌时指出，本病为肝气横逆所致，他更提到，没有丈夫或失志于丈夫的女子居多。这些都说明情绪因素是乳腺癌发病的常见因素。

【治疗思路】

古代医家总结了许多治疗乳腺癌的经验，如朱丹溪指出，乳癌乃由"忧怒郁闷，昕夕积累，脾气消阻，肝气横逆"所致。因此，乳腺疾病在治疗时除药物治疗外，还要对患者进行精神疏导，防止乳腺癌瘤的发生。乳腺癌的发生主要是情志失调，因女子是以肝为先天，肝主疏泄，性喜条达而恶抑郁，肝属木，克脾土，情志不畅，肝失条达，气机不畅，气郁则瘀；肝郁克犯脾土，运化失调则痰浊内生，肝脾两伤，经络阻塞，痰瘀互结。治疗上要疏

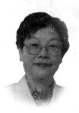

肝、化痰、活血。乳腺癌多发生于绝经期前后，调冲任也很关键。因冲为血海，任主胞胎，冲任之脉属于肝肾。冲任失调，则气血失和，月经不行，气郁血瘀，经络不通，故治疗还要调冲任。

【临床验案】

钱某，女，43岁。初诊日期：2009年9月16日。

主诉：右侧乳房胀痛7天。

现病史：患者于1周前在广西医科大学行左乳乳腺癌切除术，术后正值月经来潮，出现右乳房胀痛，伴心烦易怒，口苦，偶有咳嗽，月经量适中，有拇指大小肿块，色暗红。患者平素易急躁，纳可，寐差，大便色黄成形，日行1～2次，小便可。

既往史：有20余年乳腺增生病史。

体格检查：神清，精神可，营养中等。心肺检查未见异常，腹平软，无压痛和反跳痛，肠鸣音正常。舌暗红苔黄，脉弦滑。

中医诊断：乳癖（气滞血瘀）。

西医诊断：左乳乳腺癌术后；经前紧张综合征。

治则：柔肝止痛，活血祛瘀，益气扶免。

方药：五味消癌扶免汤加减。

蒲公英15g，紫花地丁15g，白芍10g，半枝莲15g，白花蛇舌草15g，王不留行20g，田基黄15g，柴胡6g，三棱10g，莪术10g，猫爪草15g，麦芽30g，皂角刺10g，紫石英10g，徐长卿10g，女贞子15g，太子参15g。配方颗粒，7剂，每日1剂，水冲服。

二诊（2009年9月24日）：服药7剂后，月经过后，乳房已无胀痛，情绪烦躁缓解，睡眠仍欠佳。舌暗红苔黄，脉弦滑。冲脉隶于阳明而附于肝，经前、经行时，阴血下注冲任，冲气偏盛，循肝经上逆，肝经气血壅滞，乳络不通，遂致经行乳房胀痛。因此，去掉活血化瘀的药物，加强药物的行气作用，疏肝健脾理气。

蒲公英15g，紫花地丁15g，川黄连6g，木香10g，砂仁6g，枳壳10g，川厚朴10g，太子参15g，淮山药20g，茯苓10g，甘草10g，柴胡6g，海螵蛸20g，浙贝母12g，佛手10g，法半夏10g，郁金10g，夏枯草15g，白花蛇舌草15g，半枝莲15g。配方颗粒，7剂，每日1剂，水冲服。

三诊：服药7剂后，十月初来复诊，患者已无明显不适。舌淡红苔白，脉细滑。肝气得舒，乳络得通，症状消失。嘱其内服扶免消癌汤防癌复发。

按语及体会：经行乳房胀痛是育龄妇女常见病、多发病，对女性情志和日常生活产生很大影响。情志不畅，肝失条达，气机不宣，血行不畅，瘀血内流，每于经行前或经期、经后出现乳房胀痛，或痛痒不能触衣者，乃因冲脉隶于阳明而附于肝。经期乳房胀痛，实属肝气郁结，情志失和，多因七情内伤，气血运行不畅，脉络欠通，或肝肾不足，经脉失于濡养所致。现代生活节奏快，生活压力大，琐事繁多，在自我调控不能的情况下，多数育龄妇女都或多或少地都存在此种病痛。本案治疗时，在消癌验方的基础上重用麦芽疏肝；王不留行行乳通络；皂角刺破瘀化痰散结，同时还有引经之功；白芍柔肝缓急；徐长卿清

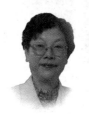

热解毒。诸药共用，防其突变。

周德丽点评：本案患者为左乳乳腺癌切除术后，经行时右乳疼痛，伴心烦易怒、口苦、寐差，经血来潮色暗红有血块，此为肝经气血郁滞。采用疏肝活血止痛之品治疗，兼用猫爪草、紫石英散结祛痰，蒲公英、紫花地丁、白花蛇舌草、半枝莲、田基黄、徐长卿清热解毒，三棱、莪术活血化瘀消癥，柴胡、白芍、麦芽疏肝治积。于此，肝气得舒，气血畅行，癥积得散，可防余毒再炽。

肉　瘤

肉瘤是一种发生于结缔组织的恶性肿瘤，多见于年龄较大的患者。其发病率约为十万分之三。早期病变可开始于脚或踝部，该肿瘤可导致皮肤、胃肠道和其他器官发生紫色的葡萄样病变。研究显示，此肿瘤可能与新发现的疱疹病毒有关，机体的免疫抑制也是发病原因之一。如病灶不断感染，肿瘤破溃及溃疡，甚至会发生坏疽，需要截肢。

本病属中医学"石疗""黑疗""翻花疮"之类的体表恶性肿瘤。中医对肉瘤之恶性程度早有认识，《千金方》指出："凡肉瘤勿疗，疗则杀人，慎之又慎。"

【治疗思路】

《丹溪心法》云："凡人身上、中、下有块者，多是痰。"肉瘤的产生病位在脾，病理产物是痰。劳倦内伤，脾气虚损，聚湿生痰，复感风寒六淫邪毒和化学邪毒（如

周德丽

桂派名老中医·学术卷

常与农药接触），以致湿浊痰瘀与邪毒互结下流而为肉瘤。治疗本病应以益气健脾、清热解毒、化痰散结为法，内外兼治可以取效。

【临床验案】

验案1：何某，女，57岁，农民。初诊日期：2009年5月19日。

主诉：发现右足远端足背、足趾肿物并疼痛、溃疡7个月。

现病史：患者于2008年10月在某医院诊断为卡波西肉瘤，行放化疗后好转。2009年3月症状复发，再次放化疗无效，肉瘤如发芽似愈长愈多，溃烂翻花，且足掌骨质破坏，骨折不能行走，医院建议截肢，患者家属不愿行截肢手术。因疼痛难忍，由家人搀扶跛行（足跟着地移行）来诊。痛苦面容，纳食欠佳，肢倦乏力，大便结，小便黄。

过敏史：否认药物、食物过敏史。

体格检查：右下肢小腿及足背、足掌漫肿，潮红，触之灼热，指压留痕（++），足小趾侧足弓处可见肉瘤，大小约1.2cm×0.2cm×0.3cm，足中趾内侧、足大趾各有大小不等的多个小肉瘤，渗血糜烂，有的呈紫红色，有的呈鲜红色，肉瘤头顶再分叉，状如植物仙人球状，其气腥臭，触之疼痛。左足掌背及足趾颜色暗红，未见肉瘤。舌质红，苔黄白腻，脉沉缓、带弦。

中医诊断：肉瘤（脾虚湿毒下注）。

西医诊断：卡波西肉瘤。

治则：清热解毒，健脾祛毒。

156

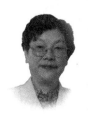

方药：二妙消癌扶免汤加减。

蒲公英15g，紫花地丁15g，白花蛇舌草15g，半枝莲15g，七叶一枝花10g，猫爪草15g，解毒草15g，夏枯草15g，三棱10g，莪术10g，全蝎3g，蜈蚣1条，太子参15g，淮山药20g，黄柏10g，苍术10g，薏苡仁15g，女贞子15g，甘草10g。配方颗粒，30剂，每日1剂，水冲服。

鸦胆子油口服乳液，口服，1次1支（20mL），每日3次，饭后服。

外用药方：黄柏15g，青黛15g，煅海蛤壳15g，枯矾6g，五倍子10g，冰片3g。

上六味，研为末过80目筛，用鲜芦荟浆调成糊状，用茶水洗净患肢，将药糊均匀涂于患处，每日2～3次。

患者用药内服及外用至30剂，足部肉瘤开始消退缩小，肉瘤顶端糜烂减轻，足趾间渗血停止，疼痛大减。效不更方，继续服药30剂，肉瘤消退，缩小一半，足趾间缝隙增宽，足趾能伸缩活动，能用足掌着地缓慢行走，轻度疼痛。抚患足足弓处及足背温度不似原来之灼热，足背漫肿消退，指压留痕（+）。患者纳食正常，精神转佳，大便正常。再进原方内服至2009年10月，足趾大小肉瘤全部消失，唯足小趾侧足掌关节处之小肉瘤尚有0.2cm×0.2cm×0.3cm大小。继续服药1个月，足部表皮平整无痕迹，小肉瘤最后消失，生活正常。

按语及体会：患者患肢灼热漫肿，发紫发红，癌发展迅速，疼痛难忍，局部渗血糜烂，其气臭腥，大便结，溲黄，舌质红，苔黄，此为热毒壅盛、邪热瘀血互结之证，兼有邪毒，且放化疗损伤正气，脾虚不运，故有纳差、肢倦乏力、苔黄白而厚腻、脉沉缓等水湿内积之征，为脾虚湿毒下注与瘀血互结成肉瘤。肿瘤在发展增殖过程中瘤块表面灼热、溃烂渗血，炎症是促使肿瘤发展和病情恶化的因素之一，清热解毒、祛湿收敛药能控制和清除肿瘤及其周围的炎症和水肿，可减轻症状，并能在一定程度上控制肿瘤发展。

方中用二妙散清下焦湿热，加薏苡仁泄浊渗湿，使湿从小便而去；用太子参、淮山药、女贞子、甘草益脾，提高免疫功能；以大队清热解毒、攻坚散结、活血化瘀之品蒲公英、紫花地丁、夏枯草、猫爪草、解毒草、七叶一枝花、白花蛇舌草、半枝莲、三棱、莪术、全蝎、蜈蚣直攻癌巢。另用青黛、煅海蛤壳、黄柏、五倍子、枯矾、冰片研末，以新鲜芦荟汁调匀外敷患处。加服以毒攻毒之鸦胆子油口服乳液。内服外用，多兵种作战，不怕癌瘤不消。

周德丽点评：卡波西肉瘤可发生在体表的任何部位和胃肠道。中医学认为，脾虚湿毒下注，发为足部肉瘤，用益气健脾、清热利湿、解毒祛湿攻坚之法治疗有效。研究证实，清热解毒药既有消炎杀菌的作用，又有直接杀伤和抑制癌细胞生长的作用，可以循经用药，如瘤在下肢为湿热毒邪下注，用二妙散加薏苡仁，引诸药重治下焦之毒。收涩药与消炎药合用，更能起到抑制炎症渗出、收缩血管、杀菌、去腐生肌的作用。本案患者肿瘤在足部迅速复发增殖，采用内服加局部外治的方法，内外夹攻，使湿去热清，祛腐生新，彻底消灭了小肉瘤。外治法使药物直接

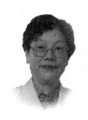

接触癌瘤表面，渗入到癌巢内杀伤癌细胞，这是中医治疗体表肿瘤特色疗法的优越之处。经治疗，患者生活质量提高，正气恢复，纳食正常，行动自如，与常人无异。

验案2：黄某，男，43岁，农民。初诊日期：2009年5月19日。

主诉：右大腿疼痛2年余，加重1个月。

现病史：患者2007年5月因右大腿疼痛，在广西医科大学就诊，确诊为右大腿脂肪肉瘤，已手术切除，术后病理示黏液性脂肪肉瘤。术后症状缓解。2008年右大腿疼痛复作，到广西医科大学复诊，诊为右大腿脂肪肉瘤复发，住院检查。B超示：右大腿臀侧中段至腘窝皮下有多个大小不等的圆形肿块，部分融合，单个团块3.6cm×2.7cm。CT示：右大腿中下段及腘窝肿物。腹后腔肿物大小约6cm×7.5cm。不能再行手术治疗，2008年10月予AL方案化疗。化疗后复查CT：病灶基本同前。1个月前，疼痛再发，故寻求中医治疗。现症见：右大腿疼痛，灼热，质坚硬，肿大如桶，行走困难，纳可，寐差，大小便正常。

既往史：无特殊。

过敏史：否认药物、食物过敏史。

体格检查：右大腿臀侧中段至腘窝皮下有多个大小不等的圆形肿块。舌质红，苔黄，脉弦滑。

中医诊断：肉瘤、筋瘤（痰毒互结）。

西医诊断：脂肪肉瘤。

治则：健脾化痰，疏肝理气，软坚散结，清热解毒。

方药：五味消瘰验方加减。

蒲公英15g，紫花地丁15g，猫爪草15g，半枝莲20g，白花蛇舌草15g，七叶一枝花10g，玄参10g，浙贝母12g，生牡蛎15g，柴胡6g，海螵蛸20g，佛手10g，法半夏10g，茯苓15g，猪苓15g，桑白皮15g，太子参15g，黄芪15g，女贞子15g，地龙10g，土鳖虫10g。配方颗粒，30剂，每日1剂，开水冲成500mL，分3次温服。

鸦胆子油口服乳液，口服，1次1支（20mL），每日3次，饭后服。

外用药方：青黛100g，海蛤壳100g，冰片10g。共研细末，配芦荟调匀外敷患处，分10次用。

二诊：服药30剂，右大腿疼痛稍减，肿块变软，缩小不明显，可以缓慢行走，舌质红，苔黄，脉弦细滑。肝气得舒，脾行健运，痰毒热毒瘀血破散伊始，病势仍笃，需加大治阳明经实热及凉血败毒、软坚散结之力量，佐以益脾健运之品。自拟五虎搜毒汤合清瘟败毒煎加减。

石膏30g，生地黄30g，黄柏10g，牛膝10g，生大黄10g，三棱10g，莪术10g，土鳖虫10g，桃仁10g，全蝎3g，蜈蚣3g，红花10g，车前子10g，猪苓10g，茯苓10g，太子参15g，女贞子15g，淮山药20g。配方颗粒，30剂，每日1剂，开水冲成500mL，分3次温服。

鸦胆子油口服乳液，口服，1次1支（20mL），每日3次，饭后服。

外用药改方：黄柏10g，山栀子10g，十大功劳30g，生大黄20g，苏木10g，红花10g，冰片6g（冲）。30剂，每日1剂，水煎外洗患处。

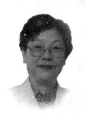

三诊：服药30剂，右大腿疼痛好转，行走较前轻便，举步较灵活，已能参加轻便工作（门卫）。舌质红，苔薄黄，脉弦细滑。右大腿中段至腘部肿块较前明显缩小，最大者已缩至原来的1/2，质地变软，大腿肌肉肿胀程度减轻。阳明经腑实热邪得解，痰毒瘀血得散，气机调畅，气血畅行，瘤毒无存，症状得以控制。效不更方，继用五虎搜毒汤合清瘟败毒煎加减，长驱直入，痛打穷寇。

按语及体会：本案内因劳倦内伤，脾失健运，痰湿内生，七情紊乱，致脏腑痰毒互结，气血阻遏；外因患者田间劳作，常用化学农药杀虫，化学邪毒侵入经脉，与体内蕴毒久聚互结成块，郁而化热，致使肉瘤红肿、灼热、疼痛，右侧大腿肿若桶状，行走困难。脾失健运，痰湿内生，脾主肌肉、四肢百骸，痰流于肌肉、筋膜、皮脂之间，成核、成块、成瘰疬。

本案患者病为复发，初用疏肝理气、健脾化痰、软坚散结、清热解毒之五味消瘰验方治病之本，后用五虎搜毒汤合清瘟败毒煎，使阳明腑实热邪得到控制，受热毒燔灼之气血得以凉解，从而收效较快。

五味消瘰验方是在逍遥散验方基础上加黄芪、女贞子与五味消毒饮、消瘰丸加减而成。逍遥散验方有疏肝理气、健脾化痰、平肝制酸之功，可使肝气得舒；更有黄芪助脾复健运，肺气通降，痰湿内消；消瘰丸有滋阴化痰、软坚散结之效；五味消毒饮有清热解毒、消痈散结之效。本方在上三方的强大药力下，更加利湿消肿之药及地龙、土鳖虫等虫类搜剔化痰之品；又以鸦胆子油化痰祛湿，解

周德丽

毒攻邪散结。外用青黛、海蛤壳、冰片研末与鲜芦荟汁外敷，取内外攻邪之意。

周德丽点评：中医学认为，阳明主肌肉，脂肪为脂膜，本案为痰湿毒火之邪瘀阻所致。案中用方清热解毒，凉血活血消肿，虫类搜剔，加用鸦胆子油口服乳液以毒攻毒。

验案3：潘某，男，28岁。初诊日期：2009年8月13日。

主诉：左腿肌肉萎缩、软弱无力2月余。

现病史：患者2007年发现左膝滑膜恶性肿瘤，在广西医科大学附属肿瘤医院做第1次手术，2009年2月复发，行第2次手术。2009年6～7月已化疗2次。化疗后近2月，左腿肌肉萎缩、软弱无力，左腿拖步走，行走2公里即疲倦，左膝关节局部疼痛，纳常。因拒绝继续化疗来院求中医治疗。舌质红，苔黄白，脉细。

既往史：无特殊。

过敏史：否认药物、食物过敏史。

体格检查：左腿肌肉萎缩，较右腿明显缩小，肤温、色泽正常，左膝关节髌前外膝眼处压痛明显，左膝关节活动功能欠正常，仅弯曲45°，行走时肌张力偏低，拖步状，左膝关节附近未触及肿块及结节。

辅助检查：在广西医科大学附属肿瘤医院行病理检查示：左膝髌前脂肪垫，其中有滑膜肉瘤成分，神经末梢受侵犯；左膝内衬滑膜：滑膜组织部分有肿瘤侵犯；左膝外侧皮肤：皮肤组织未见肿瘤。

中医诊断：筋瘤（肝郁脾虚，湿毒互结）；痿病（脾

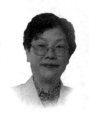

胃虚弱，痰瘀阻络）。

西医诊断：左膝滑膜恶性肿瘤复发。

治则：健脾益气，化痰祛瘀。

方药：三妙佛手郁金汤合五味五虎汤加减。

紫花地丁15g，蒲公英15g，夏枯草15g，猫爪草15g，解毒草15g，三棱10g，莪术10g，生牡蛎15g，黄柏10g，苍术10g，牛膝18g，太子参15g，柴胡6g，淮山药20g，浙贝母12g，海螵蛸20g，佛手10g，茯苓10g，蜈蚣1条，全蝎3g，法半夏10g。配方颗粒，15剂，每日1剂，水冲服。

鸦胆子油口服乳液，口服，1次1支（20mL），每日3次，饭后服。

二诊（2009年8月29日）：服药15剂，左腿仍较弱无力，行走困难，膝关节疼痛，纳常，舌质红，苔黄白，脉细。患者因脾胃虚弱，湿聚成痰，痰瘀阻络，筋脉失养而发病。虽经健脾益气、化痰祛瘀治疗，但脾胃未复，湿邪未除，症状未好转。上方合五味消瘰扶兔汤健脾益气，清热解毒化痰，软坚散结。

紫花地丁15g，蒲公英15g，夏枯草15g，猫爪草15g，解毒草15g，全蝎3g，蜈蚣3g，浙贝母12g，生牡蛎15g，玄参10g，金银花10g，太子参10g，红枣10g，淮山药20g，黄芪10g，炮山甲3g。配方颗粒，15剂，每日1剂，水冲服。

三诊（2009年9月15日）：左腿软弱无力好转，行走步态较前正常，大便烂，日1次，舌质红，苔白，脉细。湿热得化，则症状改善。由于苦寒伤胃，脾胃受损，运化失常，故大便溏烂，用药时加强益气健脾之功。上方加木香

6g、砂仁6g，太子参改党参10g，继服30剂。六味地黄软胶囊，口服，1次3粒，每日3次。

四诊（2009年10月16日）：走路正常，行走3～4公里不觉疲倦，左腿肌肉萎缩，仍较右腿小，舌质红，苔黄，脉细滑。痿证日久，皆可累及肝肾，故益肝肾以滋阴清热，同时健运脾胃，气血津液充足，脏腑功能转旺，利于康复。继服五味消瘰扶免汤巩固疗效。

观察至2010年4月，患肢可行走10公里，功能正常，患者体重由术后的43kg增至53kg。

按语及体会：本案乃因脾胃虚弱，湿聚成痰，痰瘀阻络，筋脉失养而成。痿病，亦称"痿躄"，张子和在《儒门事亲》中说："夫四末之疾，动而或劲者为风，不仁或痛者为痹，弱而不用者为痿，逆而寒热者为厥，以其状未尝同也。"又云："大抵痿之为病，皆因客热而成……总因肺受火热叶焦之故，相传于四脏，痿病成矣。"所以该病虽在肌肉、筋脉，但关乎多脏，尤与肝、肾、肺、脾、胃关系密切，因肝藏血主筋，肾藏精生髓，津生于脾胃，输布于肺。其病机为内脏虚损，精血津液亏虚，肌肉筋脉失养。治疗多遵"治痿独取阳明"之说。一则重视补益脾胃，二则清化阳明湿热。本案以三妙佛手郁金汤合五味五虎汤清化阳明湿热。本方由几方合成，取三妙散之清热燥湿治生痰之源；佛手郁金汤健脾燥湿化痰，共治其痰；五味验方清热解毒，去除其毒；五虎汤搜剔化痰。诸方合用，共奏健脾益气、化痰祛瘀之功。痿病多夹实，在补虚基础上，视其病久夹瘀，予五虎汤化瘀通络。所谓"治痿

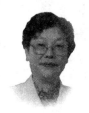

独取阳明"，并非"唯独"之意，乃重视之意，在重视健运脾胃之时，亦滋阴清热，即治痿的又一原则——泻南补北。因痿病日久，皆可累及肝肾，故重视补益肝肾、滋阴清热是治痿的又一治则。脾胃为后天之本，肺之津液来源于脾胃，肝肾的精血亦赖于脾胃的生化。本病在健运脾胃的基础上，加服六味地黄软胶囊以补益肝肾，达到滋阴清热的目的。本病临床治疗时强调重视脾胃，又不能拘泥于此，应辨证论治。

周德丽点评：患者左膝滑膜恶性肿瘤复发时膝关节肿痛，而大腿及小腿肌肉则萎缩，为湿毒瘀阻经络。手术化疗后，邪毒虽减，但死灰复燃，故用五味五虎汤加鸦胆子油以毒攻毒，搜剔毒邪于经络之中，扶正祛邪，健脾祛湿，解毒散结涤痰，使毒湿去，正气复，得以恢复，健步行走。

滑膜肉瘤、脂肪肉瘤、卡波西肉瘤等软组织恶性肿瘤，西医学主要采用手术切除，化疗不太敏感，放疗是局部治疗，有一定的局限性。部分患者在缓解后仍有很高的复发率。在这方面，中医调治能显著改善症状，预防复发，同时能提高生命质量，延长生存期。

甲状腺瘤

甲状腺瘤是常见的甲状腺肿瘤，临床可见甲状腺内发现肿块，质地较硬，恶变者可有声音嘶哑，呼吸、吞咽困难，交感神经受压引起霍纳综合征，侵犯颈丛出现耳、

周德丽

枕、肩等处疼痛，局部淋巴结及远处器官转移等表现。

根据其临床症状及体征，该病归属于中医学"瘿病"范畴。瘿病一名，首见于《诸病源候论》。有关于瘿病的记载，最早可追溯到战国时期，《吕氏春秋》曰："轻水所，多秃与瘿人。"记载了瘿病的发病和地理环境有关。《诸病源候论》曰："瘿者，由忧恚气结所生，亦曰饮沙水，沙随气入于脉，搏颈下而成之。"《医学入门》曰："瘤总由气血凝滞而成，惟忧恚耗伤心肺，故瘿多著颈项及肩。"

【治疗思路】

《儒门事亲》曰："夫瘿囊肿闷，稽叔夜《养生论》云：颈如险而瘿，水土之使然也，可用人参化瘿丹，服之则消也。又以海带、海藻、昆布三味，皆海中之物，但得三味，投之于水瓮中，常食，亦可消矣。"瘿病多由于情志内伤，肝脾气逆，痰湿内生，气滞血瘀，瘀血与痰湿凝结，上逆于颈部而成。因此，治疗时还应嘱患者保持心情舒畅，注意饮食调摄，适当休息，坚持合理的治疗，定期复查。

【临床验案】

黄某，女，38岁。初诊日期：2009年3月16日。

主诉：颈部肿物刺痛3月余。

现病史：患者平素易生闷气，1年前体格检查发现颈部有肿物，诊断为甲状腺瘤。因无疼痛，故未治疗。近3个月来，颈部肿物刺痛，按之则舒，乏力，食欲不振，厌食油腻食物，口苦口干，心烦，小便急热，大便稀，寐差。

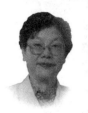

既往史：无特殊。

过敏史：未发现药物、食物过敏史。

体格检查：血压 120/80mmHg，精神欠佳，营养中等，颈部有一肿物，大小为3cm×5cm，触之较硬，推之可移，有压痛。心肺检查未见异常，腹平软，无压痛，无反跳痛。舌红苔黄，脉弦滑。

辅助检查：B超示：甲状腺左右叶混合性团块，边界清楚，内以液性为主，呈多囊性。甲状腺显影示：甲状腺瘤（冷结节）。

中医诊断：瘿瘤（肝郁脾虚）。

西医诊断：甲状腺瘤。

治则：疏肝解郁，健脾消瘿。

方药：五味消瘰扶免验方加减。

紫花地丁15g，蒲公英15g，夏枯草15g，浙贝母12g，玄参10g，生牡蛎15g，半枝莲15g，白花蛇舌草15g，田基黄15g，生地黄10g，板蓝根15g，金银花15g，七叶一枝花10g，菊花10g，炮山甲3g，胆南星3g，法半夏10g，茯苓10g，甘草10g。配方颗粒，5剂，每日1剂，水冲服。

外用药：青黛20g，海蛤壳20g，冰片3g。上药研末，用芦荟汁调糊状局部外敷，干则易之。

二诊：颈部刺痛有所好转，乏力好转，食欲尚可。5剂过后，瘀血渐消，新血自生。瘀结在颈，还需引药至病所。在原方的基础上加葛根10g、茵陈10g，去田基黄。

三诊：颈部刺痛偶有，已无乏力，肿物触之变软，纳

周德丽

瘰皆可。邪结得散，气血渐平和。继服上方10剂。

四诊：患者已无明显症状。复查B超：颈部肿物大小为2cm×2cm。嘱患者继服上方1个月，调情志。

五诊：颈部肿块平软无压痛，症状已完全缓解。

按语及体会：瘿瘤是指以一侧或两侧颈部肿物疼痛为主症的一类病证。病位在肝，又与脾、胃、肾相关。本病辨证当着重辨气血虚实，以实证为多见。五味消瘰扶免验方由五味消毒饮、消瘰散加胆南星、法半夏、炮山甲、板蓝根、七叶一枝花、金银花、半枝莲、白花蛇舌草、生地黄等组成。该患者平素情志郁闷，怒伤肝，忧思伤脾，肝经怒火，胃经火炽，五志之火灼伤阴液，炼液成痰，痰凝阻结经络肌肉，则生瘿瘤。五味消毒饮加板蓝根、金银花、七叶一枝花、半枝莲、白花蛇舌草等清肝泻火，浙贝母、胆南星、法半夏化痰散结，炮山甲、生牡蛎软坚散结，玄参、茯苓、甘草益气健脾利湿。在疏肝解郁清热的基础上配合健脾药，肝脾同治。外用青黛、海蛤壳、冰片，研末，生芦荟汁调敷患处，当为清肝泻火之猛将也。

周德丽点评：瘿瘤之疾，古人称为"马刀夹瘿"，如《金匮要略》曰："人年五六十……马刀夹瘿者，皆为劳得之。"此为年高之人肝肾亏虚，平素肝郁，痰浊与肝火交结，凝于经络筋骨而成瘿瘤、瘰疬。本案患者治宜清热解毒，软坚散结，疏肝解郁。炮山甲、生牡蛎咸能软坚，清理少阳。黛蛤散加芦荟外用，通过局部外敷药物渗入瘤体，使瘿瘤消散，此乃中医治瘿瘤之特色方法。

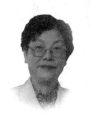

恶性淋巴瘤

恶性淋巴瘤是一组起源于淋巴结或其他淋巴组织的恶性肿瘤，属免疫系统的实体性恶性肿瘤。发生机制尚不清楚，某些病毒感染或造成免疫功能低下的因素等与此病的发生有关。《外科正宗》曰："其患多生于肩之上，初起微肿，皮色不变，日久渐大，坚硬如石，推之不移，按之不动；半载一年，方生阴痛，气血渐衰，形容瘦削，破烂紫斑，渗流血水或肿泛如莲，秽气熏蒸，昼夜不歇。"临床表现为全身浅表部位颈部、腋下、腹股沟处及深部淋巴结如纵隔、腹膜后、腹腔等淋巴结无痛性、进行性肿大，伴肝脾肿大，继而出现发热、消瘦、乏力、盗汗、呕血、黑便等全身症候，晚期有恶病质表现。

【治疗思路】

本病归属于中医学"石疽""失荣""恶核""痰核""阴疽"等范畴。周德丽教授认为，其发病与机体的免疫力低下有关，肾为先天之本，与肾有关。《医宗金鉴》曰："失荣证，生于耳之前后及肩项。其证初起，状如痰核，推之不动，坚硬如石，皮色如常，日渐长大……日久难愈，形气渐衰，肌肉削瘦，愈溃愈硬，色现紫斑，腐烂浸淫，渗流血水，疮口开大，努肉高突，形似翻花瘤证。"因足少阳胆经循行耳之前后，肝与胆相表里，故失荣的发生与肝胆关系密切。因此，肝肾阴虚贯穿于恶性淋巴瘤发病的整个过程。肝肾阴虚，虚火内炎，又肝气郁结，内伏郁火，灼炼津液为痰，痰阻血瘀；毒邪入侵，热毒内盛，痰、瘀、毒互阻，坚硬如石，而发本病。本病本虚标实，肝肾阴虚为本，痰、瘀、火毒为标。治疗上辨病与辨证结合，攻补兼施，内攻外治，整体与局部结合。清热解毒用五味消毒饮，配以七叶一枝花、白花蛇舌草、半枝莲、猫爪草、王不留行、山慈菇局部针对性用药。滋养肝肾、益气养阴，用太子参、淮山药、茯苓、甘草、女贞子、黄精、猕猴桃根、何首乌、大枣扶正固本，增强机体免疫力以抗邪。化痰活血散结，用穿山甲、生牡蛎、血竭、三棱、莪术等软坚散结。热盛为毒，非攻难以奏效，用蜈蚣、全蝎、鸦胆子以毒攻毒，搜剔癌巢。局部配以青黛、煅海蛤壳，研末后用鲜芦荟浆调成糊状外敷，以软坚散结。总之，在放化疗的同时，中医参与治疗，以达减毒增效的目的，改善症状，提高生活质量，延长生存期。

【临床验案】

张某，男，42岁。初诊日期：2009年6月26日。

主诉：颈部双侧及左颌下肿块隐痛1年余。

现病史：患者于2008年4月发现颈部双侧肿物，肿物逐渐增大，隐痛，某肿瘤医院诊断为非霍奇金淋巴瘤，经放化疗后，颈部肿块缩小。2009年5月，颈部双侧及左颌下肿块逐渐增大，压之疼痛。咽喉时痛，痰多色黄，鼻头部生疮疡，时感疼痛，口干口苦，肢体稍感困倦，纳食尚可，大便干结，1～2日一行，小便黄。

既往史：患者素有饮酒史，居住在海边，常食鱼腥腌

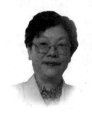

制之品，担任室外施工任务，常有劳累过度及饮食失节的情况。

过敏史：无特殊药物、食物过敏史。

体格检查：血压126/80mmHg，精神尚可，营养中等，面鼻红赤，鼻尖旁可见疮疖一颗，压痛，双侧颈根部及左颌下可触及肿块，质软，有弹性，皮色不变，颈部肿块如中指状，轻压痛，左颌下肿块如拇指大，轻压痛。心肺检查未见异常，腹平软，无压痛。舌质深红，苔黄白腻，脉弦细滑。

辅助检查（2009年6月2日，外院）：PET/CT检查示：①右侧颌部多个小结节，代谢增高，考虑淋巴瘤浸润。②左侧颌下2个小结节，代谢增高，考虑淋巴瘤浸润。③临床提示原病灶（双侧扁桃体、纵隔及胸膜）未见明显占位性病变及异常代谢灶。

中医诊断：失荣（气郁痰毒互结，兼气阴两虚）。

西医诊断：非霍奇金淋巴瘤。

治则：疏肝利气，清热解毒化痰，软坚散结，佐以益气养阴。

方药：五味消癌扶免汤加减。

蒲公英15g，紫花地丁15g，板蓝根30g，金银花15g，七叶一枝花10g，白花蛇舌草15g，半枝莲15g，夏枯草15g，猫爪草15g，王不留行20g，浙贝母10g，炮山甲6g，全蝎3g，蜈蚣3g，太子参15g，淮山药20g，柴胡6g，女贞子15g，甘草10g，茯苓10g。配方颗粒，15剂，每日1剂，水冲服。

鸦胆子油口服乳液，口服，1次1支（20mL），每日3次，饭后服。

二诊：患者自觉精神好转，左颌下肿块疼痛缓解，自检肿块变软，肿大如前，纳食、二便正常。肝脾得调，毒邪暂缓。嘱饮食宜清淡，忌食烟酒、鸡肉、鸽肉。效不更方，再进上方15剂，消坚磨积，以观后效。

三诊：颈部及左颌下肿块变软，无压痛，但咽部有痰，难咳。咽部为肺、脾经所过之要道，痰气交阻，顽固不化，用前方加胆南星荡涤顽痰。上方加胆南星3g，继服15剂。

四诊：颈部及左颌下肿块继续变软变小，左颌下肿块需仔细触摸始能摸到。患者精神愉快，但咽部有痰不减。脾乃生痰之源，肺主宣发水湿，痰涎久不散，责之脾肺久虚，正气不足，用血肉有情之品，令患者用蟾蜍肉煲粥食（大蟾蜍1只，150～200g，破腹去内脏肠杂，剥皮，砍去头部，即耳后腺以上，剁碎，放盐、姜、少许料酒，腌半小时后放入煲内与米同煲，粥成食用，每周2～3次）。上方去胆南星，继服30剂。

五诊：患者服药30剂，加服蟾蜍粥后，咽中燥痰消失，颈部肿块及左颌下肿块消失。

中医治疗3个月，经PET/CT复查，颈部右侧多个小结节消失，未见明显占位性病变及异常代谢灶，考虑病灶已消失。左颌下未见明显占位性病变及异常代谢灶，考虑病灶已消失。

随访1年，病灶无复发，患者仍坚持中药及食粥治疗，正常工作、生活。

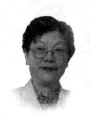

　　体会及按语：五味消癌扶免汤由五味消毒饮、消癌丸、扶免汤组成。蒲公英、紫花地丁、金银花、板蓝根、七叶一枝花、白花蛇舌草、半枝莲大队清热解毒；夏枯草、猫爪草、浙贝母、王不留行散结消肿；炮山甲软坚攻破；蜈蚣、全蝎、鸦胆子以毒攻毒，搜剔癌巢。本案患者邪毒复发，邪毒盛，阴津正气受伤，扶免汤由太子参、淮山药、茯苓、甘草、女贞子组成，益气健脾护肺，扶正以祛邪，法之妙也。

　　恶性淋巴瘤目前用西医放化疗效果佳，中医治疗也可获得较好疗效，尤其是对反复复发的患者，体质虚，免疫力下降，用中药解毒化痰、益气健脾，提高免疫力。加之调情志、慎起居，常能取得预防复发、癌瘤消失、正常生活的效果。

　　周德丽点评：本病重视药物治疗的同时，还要注意患者的营养治疗。《素问·脏气法时论》云："毒药攻邪，五谷为养，五果为助，五畜为益，五菜为充，气味合而服之，以补精益气。"患者经药物攻邪及益气健脾之药物治疗后，邪毒减轻，病势缓解，然主要的病理产物"痰"仍攻不化，用"五畜"（即高蛋白食品）后，咽中顽痰得化。根据《黄帝内经》所云，五畜之肉味咸，咸能软坚，滋阴补血，有滋补阴脏、润燥软坚的功能，是以燥痰、顽痰用胆南星不除者，用蟾蜍肉煲粥得愈，也是始料不及的。因此，临床要多熟悉经典理论，勇于实践古人的理论，以事实来验证古人的理论。

白血病

白血病是一类造血干细胞的恶性克隆性疾病，骨髓及其他造血组织中的异常白细胞及其他幼稚细胞（白血病细胞）异常增生，浸润各种组织，使正常血细胞生成减少，周围血白细胞有质和量的变化。西医学对白血病的病因尚不清楚，认为本病主要是受生物、物理、化学因素及遗传因素和其他血液病的影响而成。

中医学无"白血病"这一病名，根据其发热、贫血、感染、出血及肝脾淋巴结肿大等临床表现，将它归为"虚劳""急劳""热劳""温病""痰核""癥积""血证"的范畴。《金匮要略》首先提出了虚劳的病名，并详述症因脉治，将其分为阳虚、阴虚、阴阳两虚3类。《景岳全书》曰："病之虚损，变态不同。因有五劳七伤，证有营卫脏腑，然总之则人赖以生者，唯此精气，而病唯虚损者，亦唯此精气。气虚者，即阳虚也；精虚者，即阴虚也。"

【治疗思路】

虚劳的治疗当以补益为基本原则。《素问·至真要大论》曰："劳者温之……损者温之。"《理虚元鉴》曰："治虚有三本，肺、脾、肾是也。肺为五脏之天，脾为百骸之母，肾为性命之根，治脾、治肺、治肾，治虚之道矣。"《医宗必读》曰："夫人之虚，不属于气，即属于血，五脏六腑，莫能外焉。而独举脾肾者，水为万物之

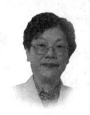

源，土为万物之母，二脏安和，一身皆治，百疾不生。"
《不居集》曰："虚劳日久，诸药不效，而所赖以无恐者，胃气也。盖人之一身，以胃气为主，胃气旺则五脏受荫，水精四布，机运流通，饮食渐增，精液渐旺，以至充血生精，而复其真阴之不足。"本病累及全身脏腑、气血、阴阳，复杂多变、虚实夹杂，是临床疑难重症。一般认为，精气内虚为内因，温毒内侵为外因。温毒乘虚内侵，伤营动血，侵入骨髓，破坏骨髓的造血功能，热毒蕴结骨髓，又由骨髓向外熏蒸，涉及骨髓、血、营、气、卫5个层次的病变，正邪相争贯穿于疾病全过程，病情凶险多变，治疗困难。

【临床验案】

杨某，男，35岁。初诊日期：2009年11月13日。

主诉：急性髓细胞白血病，化疗后3个月复发。

现病史：患者曾因该病在广西医科大学住院化疗，觉精神亢奋，无疲倦，无睡意，纳食正常，小便正常，大便带血丝，舌质红，苔薄黄，脉细滑。

既往史：无特殊。

过敏史：否认药物、食物过敏史。

中医诊断：劳热（阴亏热扰，内动营血）；血证（阴亏热扰，热伤血络）。

西医诊断：白血病。

治则：补肾阴，泻相火，解热毒。

方药：五味消癌验方合知柏地黄汤加减。

知母10g，黄柏15g，生地黄15g，淮山药20g，牡丹皮

175

10g，山茱萸10g，泽泻10g，茯苓10g，女贞子10g，白茅根10g，蒲公英15g，紫花地丁15g，猫爪草15g，半枝莲20g，仙鹤草15g，酸枣仁10g，首乌藤15g。配方颗粒，15剂，每日1剂，水冲服。

匹多莫德片，口服，每次0.4g，每日2次。

二诊（2009年11月30日）：精神亢奋减，睡眠好转，但咽疼，大便带血，色暗红，无寒热，夜间汗出多，舌质红，苔薄黄，脉弦滑。患者因肾阴亏，相火旺，内扰心神，故精神亢奋，无疲倦，无睡意；相火内炽，热伤血络，则便血。经补肾阴、泻相火治疗后，精神亢奋减，睡眠好转，说明前方治疗有效，但邪毒内蕴，毒火相攻，故咽疼、便血。继用原方，加强养阴解毒之力。

知母10g，黄柏15g，玄参10g，麦冬10g，淮山药20g，银花藤15g，牡丹皮10g，山茱萸10g，泽泻10g，茯苓10g，女贞子10g，蒲公英15g，紫花地丁15g，酸枣仁10g，首乌藤15g，百合30g，黄芩10g。配方颗粒，7剂，每日1剂，水冲服。

匹多莫德片，口服，每次0.4g，每日2次。

三诊（2009年12月7日）：服药7剂，咽疼好转，夜间汗出减，便血少，舌质红，苔薄黄，脉弦缓。滋阴泻火，热毒渐缓，故脉缓、咽疼好转，上方加解毒敛汗之品。

知母10g，黄柏15g，生地黄15g，淮山药20g，牡丹皮10g，山茱萸10g，泽泻10g，茯苓10g，猫爪草20g，白花蛇舌草15g，半枝莲15g，玄参10g，麦冬10g，酸枣仁10g，百合20g，女贞子15g，煅牡蛎15g，生龙骨20g，浮小麦20g，

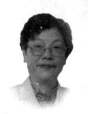

槐花10g。配方颗粒，7剂，每日1剂，水冲服。

匹多莫德片，口服，每次0.4g，每日2次。安替可胶囊，口服，1次2粒，每日3次。

四诊（2009年12月14日）：咽疼好转，夜间汗止，便血止，但述左胸压疼，眠差，舌质红嫩，苔薄白，脉细滑。阴复火降，症状好转。

百合20g，知母10g，黄柏10g，生地黄10g，淮山药20g，牡丹皮10g，山茱萸10g，泽泻10g，茯苓10g，蒲公英15g，紫花地丁15g，猫爪草20g，解毒草20g，女贞子10g，太子参15g，骨碎补10g。配方颗粒，7剂，每日1剂，水煎外洗。

匹多莫德片，口服，每次0.4g，每日2次。安替可胶囊，口服，1次2粒，每日3次。

五诊（2009年12月21日）：症状消失，继服上方7剂以巩固治疗。

按语及体会：本案患者精血内亏为内因，温毒内侵为外因，温毒乘虚内侵，伤营动血，损伤血络。患者经初期化疗攻邪后，灼消精血，正伤气亏，阴不制阳，热毒内窜，耗血动血，病至心营。周德丽教授根据叶天士的营血治疗大法"入营犹可透营转气……入血就恐耗血动血，直须凉血散血"，以知柏地黄汤为基础方，体现叶天士"壮水之主，以制阳光"之意。治疗以育阴滋肾补精血为主，辅以清解热毒。药选甘寒育阴之品，生地黄、玄参、麦冬、百合、知母、女贞子等；"三草"清热解毒；针对动血部位选用仙鹤草、白茅根等入血止血之品。白血病除清热凉血之外，无论有无气分高热，还应宣畅气机、透里郁热，常用银花藤等。加用提高机体免疫力的匹多莫德片内服，攻补兼施，共奏疗效。本案体现育阴清热、凉血宣郁大法，综合治疗见效。

周德丽点评：本病为内伤病，温病治法为外伤热病所用，故前句"入营犹可透营转气"可删去。治白血病无合并感染时用本师自拟之扶免汤，轻灵之品固护脾肺之气则可，即土能生金，金能生水，防痨热再起。

诊余漫话

脾胃理论与实质的研究

　　古往今来，许多医家在运用脾胃理论的实践中，对"脾"与"胃"的实体本质进行了大量研究和探索。从《黄帝内经》对脾胃的研究来看，脾胃的作用往往与胃、大肠、小肠并论，书中说："脾胃者，仓廪之官，五味出焉。"又说："脾、胃、大肠、小肠、三焦、膀胱者，仓廪之本，营之居也，名曰器，能化糟粕，转味而入出者也。"说明《黄帝内经》把食物的消化吸收、糟粕的排泄传导作用看作是脾、胃、肠作用的综合。在关于脾的运化、转输、输布功能的行使当中，《黄帝内经》中也观察到有"散精于肝""淫气于筋"，有"浊气归心""淫精于脉"，有"经气归于肺""脾气散精，上归于肺"，经过三焦的"气化"，"下输膀胱（肾）"。在水和营养物质消化、吸收、敷布的全过程中，有众多脏腑、经脉参与其中，所以后世医家在研究脾（胃）功能实质当中，有许多新的见解。

　　东汉张仲景的《伤寒论》亦同《黄帝内经》的观点，《伤寒论》中说："阳明病，谵语、有潮热、反不能食者，胃中必有燥屎五六枚也；若能食者，但硬耳，宜大承气汤下之。"历代医家注释此文之"胃中"者，并非狭义的胃，而是包括肠道在内的广义的胃，如后世医家陆渊雷在

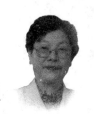

《金匮要略今释》中云："古医书所谓脾，乃指胃肠之吸收作用也……又多包括消化器官之全体而混称脾。"

脾的功能除胃肠道的消化、吸收功能外，还可能包括自主神经功能、能量代谢功能、内分泌及外分泌功能、免疫功能等方面。四时脾旺不受邪，脾之健运、胃之受纳功能旺盛，则人不受外邪侵袭。脾胃功能还与生命活动过程中重要的调节物质环磷酸腺苷等密切相关。因此，对"脾"本质的研究，确是一个古老而又崭新的课题。

脾胃各有特性，脾喜燥恶湿，胃喜润恶燥。

《素问·太阴阳明论》曰："阳道实，阴道虚。"对中医脾病多虚、胃病多实的病机趋向做了高度概括，为脾胃病机分证的最早开山。

《素问·脏气法时论》曰："脾苦湿，急食苦以燥之。""脾欲缓，急食甘以缓之。"脾恶湿是就病理的湿邪而言，生理的湿则属阴液，乃脾赖以濡润诸脏、渗灌运化所不可少者。胃恶燥是指病理的燥热之邪，而生理的燥乃胃阳，以消谷之用。

清代名医叶天士为温病大师，临证治温病重视脾胃，凡遇禀质木火之体，患燥之证，或病后热伤肺胃津液，叶天士都从胃阴虚论治，认为"太阴脾土，得阳始运，阳明燥土，得阴则安，以脾喜刚燥，胃喜柔润也"，提出"纳食主胃，运化主脾，脾宜升则健，胃宜降则和""腑宜通便是补"的观点。

脾胃与其他脏腑的关系

1.脾胃与肝胆的关系

《素问·五脏生成》曰："脾之合肉也，其荣唇也，其主肝也。"说明脾为内脏在体内，与脾相配合的肌肉在体表，脾的荣华表现在口唇四白，制约脾脏功能的是肝。

《素问·六节藏象论》曰："肝者，罢极之本，魂之居也……其味酸，其色苍……通于春气。"《素问·宝命全形论》也指出："土得木而达。"清代唐容川在《血证论》中对此做了更为具体的阐述："木之性喜条达主于疏泄，食气入胃，全赖肝木之气以疏泄之，而水谷乃化。"肝胆的疏泄条达正常，既可助脾运化，使清阳之气升发，水谷精微转输上归于肺，又可助胃受纳水谷，腐熟五味，使浊阴之气下降，食糜不断下达于肠。肝的疏泄条达助脾运化的过程，从西医学来看，相当于帮助维持胃酸、胃蛋白酶分泌及胰蛋白酶分泌正常的过程。因此，如肝疏泄过度，则有胃酸过多、脘痛、呕吐酸水的症状。助胃纳谷相当于促进胃动力，促进各种消化酶的分泌。

《黄帝内经》非常重视胆在消化过程中的作用。《素问·六节藏象论》曰："脾、胃、大肠、小肠、三焦、膀胱者，仓廪之本，营之居也，名曰器，能化糟粕，转味而入出者也……凡十一脏取决于胆也。"《灵枢·本输》

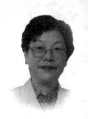

曰："胆者，中精之腑。"胆既具有升发十一脏阳气的作用，又有肝的余气所化的"精汁"，为中精之府，奇恒之府。张锡纯在《医学衷中参西录》中论肝胆与脾胃的关系（生理和病理）曾说："究之肝胆之为用，实能与脾胃相助为理。因五行之理，木能侮土，木亦能疏土也。"胆汁入于小肠，能助小肠消化食物，此即木能疏土的意思，如胆汁横逆犯胃，导致胃气上逆，则属木升发过度克侮脾土发病。胆汁者原由肝中微血管之血化出，而注之于胆，实得甲乙木气之全，所以在小肠中能化胃中不能化之食。西医学认为，胆汁能消化脂肪，是参与脂肪代谢的重要消化液。

《金匮要略》云："见肝之病，知肝传脾，当先实脾。"说明肝胆的生理病理与脾胃有密切的联系。医家黄坤载更明确指出："肝气宜升，胆火宜降。然非脾气之上行，则肝气不升，非胃气之下行，则胆火不降。"肝胆气机的升降有赖脾胃气机的升降，只有脾胃气机升降正常，才能使肝胆气机升降正常。此即中医五行学说中之木克土，土培木。

脾胃有病常影响到肝，如脾胃虚弱，血之生化不足，可使肝血亦亏，目不能视，筋爪拘急，手不能握，足不能任地行走；脾胃气机窒塞，可致肝气郁结，即"土壅木郁"；如有湿热蕴于中焦脾胃，熏蒸肝胆，可致胆汁疏泄不利，不能输其汁于小肠以化食，转于血络，色透肌表而发黄。脾胃一虚，又可招致肝木来乘。因此，在临床上，扶土可以抑木，健脾可以养肝，升降脾胃气机可使肝气调达，清化脾胃湿热可助黄疸消退。如遇肝病日久不愈，常需寻到脾胃，方有获效之机。重在升降脾胃，培养中土，俾中宫气化敦厚，以听肝气之自理。

2.脾胃与肾的关系

《素问·五脏生成》曰："肾之合骨也……其主脾也。"脾厚土，为后天之本，肾属水，水畏土，脾土能制约肾水。但肾内寄元阴元阳，为先天之本，先天可济后天，肾中之阳可济后天脾阳，使中焦温煦而健运不息，前人称为命火生脾土。从西医学的观点来看，如消化性溃疡的发生主要是胃黏膜防御和修复功能受损。胃黏膜防御和修复功能受损，虽然与幽门螺杆菌感染有关，但幽门螺杆菌感染者中仅有15%发病，说明除细菌毒力外，遗传易感性也发挥了一定的作用。研究发现，一些细胞因子的遗传多态性与幽门螺杆菌感染后引发消化性溃疡密切相关；另外，一些药物能抑制体内环氧合酶，导制前列腺素E合成不足，引起胃黏液和碳酸氢盐分泌减少，黏膜血流减少，从而导致黏膜防御和修复功能受损引发溃疡。

先天可济后天，后天脾土更能滋养补充先天之精气。这是水土互相滋生的关系。另外，土还有制约肾水的作用，脾主运化水湿，脾为湿土，体阴而用阳，脾阳健旺，则水液代谢正常进行。脾阳不足，气化失职，在中焦则运化失司，水不化气，聚湿成水，溢于肌肤，发为水肿；在上则土不生金，肺气空虚，宣降无能发为喘咳，面目浮肿；在下则转输无权，土不制水，肾水泛滥，脐以下肿胀，尿少。

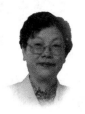

　　曾治一患者，梁某，73岁，喘咳胸满，面目及双下肢浮肿，尿少，原患慢性肾功能不全，每月需做2次血液透析。近半年来咽喉不适，胃脘痛胀，餐后尤甚，纳差，恶心欲呕，口干欲饮，舌淡，苔白黄，脉弦滑。胃镜：反流性食管炎，慢性胃窦炎。中医属脾肾同病。因脾胃虚弱，肾阳久衰，火不生土、土不济水，浊气上逆，再由水衰不能济母，母病及子。湿浊犯肺，宣降无能，发为喘咳，面目浮肿；转输无权，肾水泛滥，尿少，双下肢浮肿；脾阳不运，湿浊上犯则呕恶，胃脘胀痛食后甚，纳差，舌淡，苔白黄，脉滑；脉弦是肾之阴阳皆虚而致水不生木，肝阴亦虚，肝火横逆犯胃。治宜脾肾同治，肝胃同治。药用：柴胡6g，海螵蛸20g，浙贝母12g，佛手10g，法半夏10g，茯苓10g，甘草10g，木香6g，砂仁6g，太子参15g，白术10g，大腹皮10g，桑白皮10g，陈皮10g，枳壳10g，川厚朴15g，郁金10g，神曲10g，白及10g。服药7剂，胃脘胀痛好转，纳食增加，呕恶除，全身浮肿消退，以下肢水肿消退明显。继加附子10g、干姜10g、黄芪30g，利水健脾，温肾补肺；加益母草30g活血，改善肾小管通透性，以泄浊利小便也。治疗4周，脾病得愈，肾及肺诸症缓解，后以香砂六君丸及六味地黄丸巩固治疗，缓收其功也。

脾胃病病因病机之重新认识

《素问·调经论》曰："夫邪之生也，或生于阴，或生于阳。其生于阳者，得之风雨寒暑；其生于阴者，得之饮食居处，阴阳喜怒。"风雨寒暑，属六淫之邪；饮食喜怒，属内伤致病因素。这是中医最早的有关疾病病因学说的论述。李东垣在《脾胃论》中着重探讨了脾胃病内伤致病的发病机制，观其所述，可知脾胃病与六淫外感、七情内伤、饮食不节、寒温不适、劳役劳倦均有密切关系，饮食不节则胃病，形体劳役则脾病。李东垣所处的时代是金元医学界"新学肇新"之际，他接受了其师张元素"运气不济，古今异轨，古方新病，不相能也"的革新思想。他所处的时代战事连年，人民在水深火热中挣扎，饮食不节、劳役无度、精神恐惧和紧张，致使脾胃受伤，从而导致各种脾胃病的发生。所以《脾胃论》说："夫饮食不节则胃病，胃病则气短精神少而生大热……胃既病，则脾无所禀受，脾为死阴，不主时也，故亦从而病焉。"在治疗上，李东垣重视补脾益气、升阳调中、甘温补益法，独创补中益气汤、升阳除湿汤等。李东垣被后世誉为补土派大师，他的学术成就影响了后世许多医学大家。

但是清代叶天士对李东垣重升脾阳而忽视降胃养胃阴的治法颇有微词，他认为，"脾喜刚燥，胃喜柔润也"，临证凡遇禀质属木火之体的患者，患脾胃病燥热之证，或病后热伤肺胃津液，而致虚痞不食、烦渴不寐、肌肤高热、舌绛咽干、便不通爽等，都可从胃阴虚乏论治，以甘平、甘凉濡润胃津，通降胃腑，以达养胃生津之目的。叶氏可谓继东垣之后，在脾胃学说发展上最著功绩者。

然而，当今国泰民安，百业兴旺，物质条件富裕，

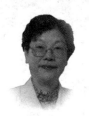

人们养尊处优，恣食肥甘厚味、琼浆玉液，大部分人的饮食结构发生了变化，由过去的以纤维素为主的膳食结构改变为以高蛋白、高脂肪、高糖为主的膳食结构，导致"膏粱厚味"之湿热蕴结于中焦脾胃，熏蒸肝胆致胆汁黏稠度高、胆汁内胆固醇成分升高，使胆汁的动力学、热力学发生改变，胆汁排泄障碍而形成胆结石，脂肪代谢异常而形成脂肪肝。胆汁疏泄不利，胆气横逆犯胃，形成胆汁反流性胃炎，胃酸上冲犯食道、犯肠，出现反流性食管炎、肠澼、泄泻等。

除饮食结构改变之外，造成胆气横逆犯胃形成脾胃病的另一个原因是情志所伤。《素问·刺法论》云："肝者，将军之官，谋虑出焉……胆者，中正之官，决断出焉。"当今社会竞争激烈，胆的决断作用凸显，遇事必须迅速决断，把握机会，否则稍纵即逝。久而久之，胆火横逆犯胃，导致脘胁疼痛，灼热痞胀，气冲胸咽，或冲气灌两耳，两太阳穴痛，干呕，口苦口干，心悸失眠，大便不爽，舌红苔黄，脉弦数。查体发现胃脘压痛或痞胀，胆囊有叩击痛。肝胆B超可发现不少患者有胆囊赘生物、胆结石、胆囊壁厚、肝囊肿。胃镜检查有胃窦炎伴胆汁反流、反流性食管炎、胃食管反流等。

另外，由于现代妇女就业率提高使得两地分居的家庭增多，高离婚率也为肝气横逆犯胃造就了条件。因此，应该把肝胆之气横逆犯胃（肠）作为脾胃病最常见、最重要的病机，降胆疏肝和胃为治疗脾胃病的主要法则。而张仲景的外感所伤已不是主流病因病机了。

187

脾胃病舌诊、切诊体会

一、舌诊

1.脾胃与舌的关系

《灵枢·结脉》曰："脾足太阴之脉……连舌本，散舌下。"《灵枢·营卫生会》曰："上焦出于胃上口……上至舌，下足阳明。"《素问·阴阳应象大论》曰："脾主口。其在天为湿，在地为土，在体为肉，在脏为脾……在窍为口。"《素问·五脏生成》曰："脾之合肉也，其荣唇也。"

以上说明脾胃经脉灌注于舌、口、唇，舌、口、唇与五脏六腑中的脾胃关系最为密切。从生理上来论，脾胃为仓廪之官，五味出焉。脾散精于舌，舌得营养，乃能知五味，前人有"其浊气出于胃，走唇舌而为味"之说。脾胃的纳化升降功能正常，则舌之味觉亦正常，纳食有味，饮食正常，气血旺盛，五脏六腑、四肢百骸、五官诸窍皆得濡养。常人之舌不胖不瘦，运动灵活，红润适中，不燥不湿，舌苔薄白。从病理上来论，脾胃有病，必外现于舌，所谓"有诸于内，必形诸外"。《灵枢·刺节》曰："是阳气有余而阴气不足……舌焦唇槁。"

古人从"有形于内，必形诸外"的整体观念出发，通过对人体体表器官、四肢百骸的望、闻、切诊洞察体内五

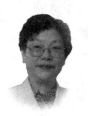

脏六腑的状况。诸经经脉或系于舌体，或络于舌，或散于舌下，故人体诸脏腑病证在不同程度上皆可外现于舌。中医舌诊包括查舌体（质）和舌苔两部分。从临证所见，一般舌质反映人体正气虚实（脏腑阴阳气血盛衰，津液阴精盈亏），舌苔反映体内邪气盛衰。脾胃病深浅、寒热的变化等方面最能由舌象明显地反映出来，故掌握舌诊对脾胃病的诊断十分重要。

2.舌诊体会

按中医历代记述与临证体验，舌诊多采用脏腑分布法，即舌体尖部属上焦心肺，舌体中部属中焦脾胃，舌体根部属下焦肾，舌体两侧属肝胆。

舌部望诊是中医的独特诊法，是中医诊断疾病中最具特色的诊法之一。

（1）舌神望诊法：主要观察舌体的荣润枯萎、活动状况。《辨舌指南》曰："荣润则津足，干枯则津乏。明润而有血色者生，枯暗而无血色者死。"舌神之有无，取决于脏腑尤其是后天之本脾胃的功能盛衰、气血强弱。如脾胃健旺，饮食能力良好，输津于舌，化生气血布于舌体及五脏六腑、五官诸窍，舌体得养，生机盎然，则舌体荣润，灵动有神；如脾胃虚衰，津液气血失其化源，五脏六腑、五官诸窍失其濡养，不能输津于舌，气血不能布于舌，舌体失养，则枯瘦萎缩，活动不灵，歪斜颤动，伸缩失其灵动之性。

（2）舌体望诊法：舌体（形）望诊主要望舌体的坚敛苍老、胖大淡嫩。

苍老舌：舌体大小如常舌，或略小于正常舌形。其质地坚敛苍老不荣，活动板滞不灵活。主津液虚，热邪毒瘀互结。在脾胃病中，常见于热结阳明，胆胃不和，胆气横逆犯胃所致的十二指肠溃疡、胃食管反流、胃肠道肿瘤、胃肠道多发息肉、克罗恩病、胆结石并胆囊炎、肝内胆管结石等病证。毒热互结日久，致体内阴津亏损，无津上承，舌体失养，故坚敛苍老。

枯瘦舌：舌体明显瘦小，质地坚敛，活动呆滞不灵，是苍老舌的进一步发展，由热病所致。在脾胃病中，常见于热病后期，如中毒性痢疾、肠伤寒、各种消化道肿瘤晚期，治疗难度颇大。

胖大舌：舌体形态饱满，质地浮松，边尖可见明显齿痕，湿润不燥。在脾胃病中，常见脾胃气虚，甚或脾胃阳虚，阴寒内盛，水湿滞留之证，尤以脾胃久病，中气虚弱，纳食甚少，或久病泄泻，大肠虚寒，脾胃伤损之重证者为多，如长期慢性消化不良、久病腹泻、小肠吸收不良综合征、低蛋白血症、肠腹积水、大量蛋白尿等。

淡嫩舌：舌体瘦小而淡薄，质地松软，润而不荣，多因脾胃化源不足，脏腑失养，阳气生发失源，气血凝涩脾胃，与寒湿互结而导致。淡嫩舌多为胖大舌的进一步发展，常见于长期脾胃病、肠病、肾病。

（3）舌色望诊法：看舌的色泽辨脾胃寒热虚实。

淡白舌：比正常舌色偏淡或显现苍白。淡白舌以虚证、寒证居多。多数为脾胃气虚，久病脾胃虚寒，或胃肠出血病证。脾胃气虚或久病脾胃虚寒，脾胃受纳腐熟、运

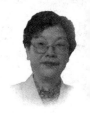

化升清的功能失常，化源不足，致营养不足，气血虚少，上不能充养舌体、温煦经脉，故而舌色淡白；或因呕血、便血、出血之后，营血亏损，气随血脱，不能温养舌体，导致舌淡白或苍白；更有久病脾胃阳虚，或生噎膈，温阳气化失源，阴寒内盛，寒邪上犯，阻滞脉络，导致气血不能营养舌体，亦可致淡白舌。淡白舌在脾胃病中常见，辨证时要结合舌体，参考舌苔的变化，以做到正确、全面。淡白舌如兼有白苔而润，为脾胃气虚证；舌淡白嫩有齿印，苔白水滑，为脾胃阳虚，水湿不化，饮停中焦；舌淡而瘦薄，少苔或无苔，为脾胃气阴两虚；舌淡枯瘦无津，苔净有裂纹，多为脾胃衰败，胃气将绝，或阴竭阳微之危证。

红赤舌：较正常的淡红舌为深，谓之红舌；甚者为红赤舌、红绛舌。红舌主热，热有实热和虚热之分。在脾胃病中，舌红赤并兼见舌苔黄腻，多为湿热蕴结于胃，或为胆肝胰腺湿热蕴结横逆犯胃，或为热结阳明致发热，或为过度饮酒伤胃，或为湿热泄泻、湿热痢疾、湿温病（肠伤寒、钩端螺旋体病、肠结核）等病证。若舌红赤而瘦小，或红绛舌兼舌苔白腻或腻滑，提示脾胃阴津和胃阴已虚，又兼脾虚湿滞，多见于脾胃久病，正气阴津已虚，邪实尚存之虚多实少证。

暗紫舌：全舌暗紫，舌体局部瘀点或瘀斑，常表现为单一的脏或腑的血瘀证，且常与脏腑在舌体的分布相关。脾胃肠有血瘀，多见于舌中部和舌尖部。若胃体、胃窦有疣状隆起息肉者，舌中、舌尖可见瘀斑，且舌体胖大，舌

191

质红暗，苔黄或黄腻。若舌体暗紫而胖嫩，有瘀斑者，多兼有腺体呈肠上皮化生和胃腺体黏膜细胞呈异型增生，提示已有趋癌之势，病势复杂，治疗难度较大，必须分清病位及气、血、阴、阳变化，病性的寒热虚实，邪气之有无，以用来指导治疗。在临床治疗中，可加活血化瘀药，未病先调，已病防变。

（4）舌苔望诊法：舌苔是指舌面的苔垢，是观察邪气多少的客观指征。正常舌苔淡红，苔薄而有根，干润适中。与脾胃病相关的舌苔主要有白苔（白腻苔、白滑苔、白腻干苔、白黄腻苔），主表证、寒证；尚有黑苔，主里寒极或里热极。

白腻苔：主湿邪内盛。白腻苔是湿浊内盛，脾胃阳虚，食积与寒湿邪气阻滞中焦，脾胃气机壅滞，浊气上犯，水湿上溢，附于舌面所致。

白黄腻苔：是指腻苔黄白兼有。在脾胃病中，舌苔由白转黄，黄白相兼，是疾病气分阶段化热或新病转变为慢性阶段，治疗上要调理脾胃气机，运脾化湿外出，病可得愈。

黄厚腻苔：舌苔腐秽，黄而厚腻，苔质黏滞，剥之不去。多由于热结胃肠，或复积气滞，或肝胆湿热横逆犯胃，湿热壅结中焦，或酒食伤胃损脾，久积犯热，或水湿运化失常，水邪上逆，聚附于舌面所致。常见于脂肪肝、胃窦炎伴隆起糜烂、消化性溃疡、胃肠息肉、乙肝"大三阳"、肝硬化失代偿期、肝癌、胃癌、结肠癌、胆结石、胆囊炎、胆囊癌等。

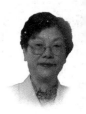

黑苔：主里寒极或里热极。如舌苔黑而水滑者，主里寒极，因脾胃阳虚内寒盛而致。临证可见肝肾功能衰竭等。舌苔黑而干，舌质红绛起刺，或枯瘦短缩，多因邪热内盛，积滞肠胃，津枯液涸，或邪热入营血。临证多见于消化道传染病，如肠伤寒、急性中毒性细菌性痢疾等。曾见一例马尔尼菲青霉病患者，晚期弛张高热，肺部及全身可检出青霉病菌，舌质红绛，苔黑而干裂。亦见一例高血压、中风患者，舌紫绛，苔黑而滑腻。

根据临床发现，因脾胃病来就诊的患者中以脾虚兼有肝胆湿热为多，单纯的脾虚证已很少，因为病因发生了很大变化，病机也已不同。在所见的脾胃病中，以脾虚胆火横逆，肝气郁滞，脾胃气机升降失常居多。因此，临床上治疗必须改变观念，不能一见舌质胖嫩有齿痕就以脾气虚论治，还要结合舌色、舌苔、症状等方面进行分析，结合病因、病机详细辨证。

二、切诊

1.脉诊运用心得

《素问·脉要精微论》曰："夫脉者，血之府也。"说明人体气血之多少，皆聚于经脉之中由脉象反映出来。脉中之血之所以能运行，必赖气的推动，所以《素问·脉要精微论》又说："长则气治，短则气病……代则气衰，细则气少。"脾为后天之本，气血生化之源，而肺主气，手太阴肺经与足太阴脾经经脉相通，且起于中焦脾胃，脾胃居中土而灌四旁，五脏六腑与脾胃息息相关。肺得脾胃所滋（土生金），则肺气与水谷之气相合而为宗气，宗气推动血脉运行，灌溉五脏六腑，达到水精四布、五津并行的平衡状态，在寸口脉上体现出来，故《素问·五脏别论》中所言："胃者，水谷之海，六腑之大源也。五味入口，藏于胃，以养五脏气，气口亦太阴也。是以五脏六腑之气味，皆出于胃，变见于气口。"《黄帝内经》所言气口即寸口脉，寸口脉乃手太阴肺经之大会，肺经与脾经经脉相通，所以寸口脉也能反映脾胃气血的盛衰。脾胃功能正常，寸口脉不浮不沉，不迟不数，不大不小，从容和缓，节律整齐，一呼一吸，四至五次，谓之平脉。脾虚时，多出现沉、细、缓、弱、濡等虚证脉象。脾胃有邪气，则出现阳证、实热证，其脉象为滑、洪、大、数等。

由于脾胃位于中焦，灌溉四旁，许多脏腑的病变可以影响脾胃的功能，如克我之脏肝胆。弦脉是肝胆病的脉象，大量出现在脾胃病中。临床上出现的脾虚证多夹杂肝胆湿热证或肝胆阴虚证，虚火旺，横逆犯脾胃（阴火上乘），在治疗上不能单纯益气健脾，而要健脾养胃兼清肝经湿热、降胆火。周德丽教授常降胆平肝制酸、清热泻火杀菌、益胃复元助动三法合用治疗脾虚肝胆湿热之多种脾胃病，多获良效。

2.脾胃病胸胁腹诊法体会

脾胃病首先反映在胸胁腹部。腹诊时必须明确和熟悉腹部内在脏腑和外应于体表的标志。腹部分区是按体表标志将腹部划分为若干区，以示腹腔内脏的正常位置及边

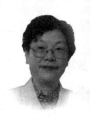

界、病证症状与体征的位置及范围。临证中，最常用的九区分布法是在腹部划出两条水平线与两条垂直线，将腹部分为九个区。上面水平线：为肋弓线两侧第10肋骨下沿连一线；下面水平线：为两髂前上棘连线；左右两条垂直线，是在髂前上棘至腹正中线的水平线中点上所作的垂直线。四线相交，将腹部分为九个区。九区法能确切地反映出脏腑的分布位置及其相邻关系，临证要根据切诊所反映的脏腑体征、症状进行辨证。

临床切腹可以辨脏腑的寒热邪气属性及脏腑虚实状况，对疾病的诊断有决定性的意义。

虚性：腹部体温偏低，喜按，按之腹皮薄，腹力减弱，医者指下可有如按棉絮的感觉，弹力降低，压之局部不痛或微痛，如偏虚寒性，则切腹时指下有肠鸣辘辘的声音，多为脾胃病、肠病日久，脾气虚衰。

寒湿性：腹部体温偏低，按之腹壁厚，医者指下可有泡囊状感觉，压之不痛或微痛，指下有肠鸣辘辘之声，或皮肤肿胀，压之皮下留有指痕，多为腹部脏器患病日久，经脉气血不足，而经脉中湿邪留滞，气血虚而湿邪不去，腹壁泡囊状，皮厚而少弹性、腹力不足。

实热性（腹部脏腑急性病期）：在急性腹痛病证中，绝大多数压痛部位与腹腔内脏腑正常分布基本一致。如急性腹痛来势急，脏腑病位所在的腹部腹壁灼热，压之坚硬，压痛明显；如有腔内脏器破损穿孔，则腹壁板硬，压痛及反跳痛；如腹部出现包块，可轻揉其上，看包块是否消散，若包块坚硬，推之不移，在腹右侧触到肿块压痛者

195

可能是升结肠癌，右胁触到巨大肿块、压之坚硬考虑为肝癌（肝积）；如胃脘部压痛，切腹触摸腹壁下脏器坚硬，移动不灵活，胃积（胃癌）可能性大；如瘀块处腹壁皮肤灼热，压之痛剧，坚硬不移，属毒瘀互结的实热证。

体会：腹诊在古代受封建思想束缚，经书中记载难全。至张仲景，脾胃病的腹诊有了进步，如《伤寒论》中有云："心下痞，按之濡。""心下痛，按之石硬者，大陷胸汤主之。"说明对脾胃病已能详细地检查腹部并根据腹诊做出疾病的诊断，指导治疗。如临床曾遇一患者就诊，行动自如，表情无痛苦，仅诉腹胀数天不排便，请求医生开些消炎药、助消化药便可。再问还有"呕吐过1次，已3天不排便，腹胀"的叙述，经常规腹部体检时发现脐腹部坚而胀满，有肌卫现象，压痛、反跳痛，听诊高调肠鸣音，诊断为肠结（肠梗阻）。经腹部平片证实为肠梗阻，保守治疗无效，手术治愈。肠梗阻如不及时发现，轻信患者主诉，不进行腹诊，进一步将出现酸中毒代谢紊乱、肠坏死、肠穿孔等严重后果，危及生命，脾胃病腹诊的重要性可见一斑。

对于一些慢性病证而言，还要根据脏腑经络在体表腧穴的体征来协助诊断，这是中医学诊断的特色。如主诉胃脘痛的患者，又强调胃脘疼痛的同时背心亦痛，有背心先痛，胃脘亦跟着痛的表现，体查发现患者所说的背心疼痛点是肝俞、胆俞之穴位，对患者行肝胆影像学检查，发现有胆囊结石、慢性胆囊炎。

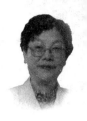

脾胃病治疗的体会

脾胃病的治疗及病证防治，一向为历代医家所重视，《黄帝内经》在脏腑形态学的论述中，唯脾胃系统独具，并在脾胃相关生理、病理，甚则病证名称及证候表现等方面进行了论述，远较其他系统详细。《伤寒论》398条、113方中，证脉方药中属脾胃系统的计有75条（方），占全书19%，其他诸经累及脾胃，方中用药兼顾脾胃者计44条（方），占全书11%，二者合计占全书30%。后世各家多有发挥、论述，尤以脾土大师李东垣为代表，他著书论述，发挥《黄帝内经》《伤寒论》之说，并结合时代的变迁、脾胃病病因病机的改变，提出"内伤脾胃，百病由生""故夫饮食失节，寒温不适，脾胃乃伤"之说。脾胃内伤，气机升降失调，受纳运化失职，人体气与火失其协调，临床出现气虚阴火上乘的大热证。李东垣创甘温除热法，用补中益气汤治气虚发热证。随着温病学派的兴起，强调顾护和调养胃阴。吴鞠通以三焦辨证论治温热病，用药强调轻灵不滋赘，创制以益胃汤为代表的生津益胃方剂。叶天士为后世治疗脾胃病继东垣之后，又一功勋卓著者。

在治疗脾胃病方面，周德丽教授继承《黄帝内经》之旨、《伤寒论》仲景之法，同时尤推崇东垣所论脾胃病发

周德丽

病有四之说。

其一论："故苍天之气贵清静,阳气恶烦劳,病从脾胃生者一也。"此说遵《黄帝内经》"阳气者,烦劳则张"之旨。东垣所处的年代因统治者争名夺利,战祸连年,百姓颠沛流离,民不聊生,故而脾胃多受病。东垣提出贵清静,防劳役过度,治疗后要避免饮食劳倦。劳逸失度、劳多逸少都可发病。目前的社会,国家昌盛,大多数人们的物质条件富裕,饮食结构发生变化,与古代"五谷为养"的时代不同了,现今多代之以高脂肪、高蛋白、高热量的饮食,人们的餐桌上不乏膏粱厚味、琼浆玉液、肥甘厚腻之品,加上养尊处优,逸多劳少,致使湿热蕴结于中焦而伤脾胃,土壅木郁,肝胆湿热形成,易生脾胃病。

其二论："胆者,少阳春升之气,春气升则万化安。故胆气春升,则余脏从之;胆气不升,则飧泄、肠澼不一而起矣。"脾胃之气不足,肝胆湿热乘之,犯胃乘脾,而生脾胃病变,故临床所见西医学之胃食管反流、胃窦炎伴胆汁反流、十二指肠溃疡、胃痉挛、贲门痉挛、慢性结肠炎、结肠息肉等,这些疾病均可在胃镜和肠镜的多个视野中见到胆汁大量存留。

其三论说明由于胆胃、肝胃不和,横逆犯胃乘脾,使脾之升清运化、胃之降浊腐熟功能失调,谷气下流。

其四论说明脾胃之气该升不升,阴火该降不降,出现相火乘阳位的反常现象。针对脾虚中气下陷证,东垣用升阳益胃、甘温除热的补中益气汤。周德丽教授多年来运用降胆疏肝制酸、清胃泻火杀菌、益胃复元助动法治疗消化

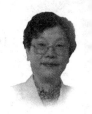

性溃疡、胃食管反流、萎缩性胃炎、胃窦隆起糜烂伴肠上皮化生、胃体息肉、胃窦炎伴胆汁反流、Barrett食管、溃疡性结肠炎、慢性胃炎、胆汁反流性肠炎，取得较好疗效。

肿瘤病因病机之重新认识

一、外邪

1.火热邪毒、化学邪毒

近年来，恶性肿瘤已发展成为人类死亡病因的前十位，引起了医学界的广泛关注。现代中医要用现代科学知识将外界环境产生的不正之气划归为中医的"六淫"以指导治疗。

（1）全球气温升高：全球气候恶劣，非时之气频作，虚邪贼风，避之无时，时或冬天不冷；时或寒冷超前十年，百年最低水平，寒邪肆虐，民病寒病；时或夏天气温超高，民病干渴而死；时或六月下雪，感受非时之寒；时或春旱无雨；时或暴雨洪灾，毁坏家园，民病濡泻、温病。对水资源的调查发现，长江的源头冰川在20年内向后倒退了300米。全球气候变暖，火热之邪四时皆存在。

（2）工业废气废水：工业废气废水中含大量的致癌物质，如苯、砷、亚硝胺盐类等。因此，在肿瘤患者中多呈现火热毒瘀互结的现象。例如，食管癌、胃癌患者在食管镜、胃镜内看到的癌组织呈深红色溃烂的菜花样瘤块，组织充血、水肿、渗血；鼻咽癌患者鼻咽部癌块红肿糜烂，血水臭秽熏人；乳腺癌患者局部捻捻之如山岩，晚期血肉溃烂气臭；卡波西肉瘤患者足生肉瘤如疔状长出，头部翻花，红肿溃烂流血水，足胫、足背红肿，侵蚀骨质不能站立；肝癌，可以触及肝部癌块灼热肿大、坚硬，腹部青筋显露、黄疸、鼓胀、唇干焦、口气臭秽，腹大身瘦，舌质红绛，苔黄腻，脉弦滑数，一派毒火瘀血搏结，邪漫三焦之象。有3岁孩童患上腭癌，口不能张，眼目不能开，头面红肿、瘀紫，吞咽不能，询其父母，患儿因无知接触家中农药（摆在室内）而患本病。另外，现代由石油生产衍变出来的许多工业用品如汽油，能燃烧产生强大的火焰，是火毒之邪气，若人体长久接触，火毒入侵呼吸道及相通的组织脏器，就容易变生肿瘤，如喉癌、肺癌、纵隔肿瘤。

从临床发病症状来分析，这些邪毒可分为以下几种：①火热阳热性质，阳热火毒，其火性炎上，火性急迫，烧灼津液，伤津耗液，临床出现热毒炽盛的症状。感染火热邪毒，伤津耗液的同时邪火炼液成痰，津血枯涸，瘀血内停，毒与瘀血死痰互结而成癌块。②阴毒之邪（如湿毒），感之则阻遏人体阳气，日久郁而化热而成热毒。③素体阴虚，因脏腑久病、重病伤阴或情志内伤，五志化火，阴液耗损，虚火炽盛而生热毒。

《素问·至真要大论》云："诸胀腹大，皆属于热。诸燥狂越，皆属于火……诸病胕肿，疼酸惊骇，皆属于火。诸转反戾，水液浑浊，皆属于热。"多数恶性肿瘤患

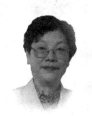

者表现的证候以火热证、燥热证、湿热证居多，或者火、热、燥、湿互相夹杂。感受外界火热邪毒、化学邪毒，癌块迅速发展，癌细胞成对数增长，可由肺转脑转肝、由乳癌转骨转淋巴结、由肠转膀胱、由子宫内膜转结肠等。

2.饮食所伤

中医学认为，饮食不节是疾病发生发展的重要原因之一。《素问·痹论》云："饮食自倍，肠胃乃伤。"《临证指南医案》云："酒湿厚味，酿痰阻气。"《医门法律》云："过饮滚酒，多成膈症，人皆知之。"《医碥》云："酒客多噎膈，饮热酒者尤多，以热伤津液，咽管干涩，食不得入也。"《医学统旨》云："酒面炙煿、黏滑难化之物，滞于中宫，损伤脾胃，渐成痞满吞酸，甚则为噎膈反胃。"《济生方》云："过餐五味、鱼腥、乳酪，强食生冷果菜，停蓄胃脘……久则积聚，结为癥瘕。"这些见解说明，热饮、嗜酒、嗜食肥甘厚味、高蛋白质和高脂肪食物过度烹调产生有毒物质等都与肿瘤的诱发有关。我国食管癌高发区的流行病学调查显示，该地天气寒冷，地区贫穷，人们喜高温，喜食粗糙米面、汤面，吞咽速度过快，食物质硬难化，导致食管黏膜和胃黏膜损伤，常发食管反流、食管慢性炎症，长期不愈，脾胃病又加重食管病变，逐渐形成反胃、噎膈及胃肠癌肿。

近年来的研究认为，高脂肪膳食是直肠癌的因素之一，原因是高脂肪食物使胆汁分泌过多，胆汁进入肠道，通过厌氧性细菌的作用产生脱氧胆酸等物质，这些物质有致癌作用，大肠癌患者的粪便中胆汁酸高的达70%，而非直肠癌患者胆汁酸高的只占10%。这说明古代医家所观察到的肥甘厚味为肿瘤致病因素之一是有科学道理的。

饮食不节还包括过食某种食物，如有些地域的人们一年四季、一日三餐均爱吃泡菜、腌制的食品，该类食品有的含致癌物质。现代研究证实，有很强致病作用的亚硝胺化合物，其前身亚硝酸盐与二级胺，以稳定的形式广泛存在于自然界中，亚硝酸在低、高等动物许多种属中，都有很强的致癌作用。植物与农作物中存在有亚硝酸盐及硝酸盐，尤其在储存的水果和蔬菜中，亚硝酸的浓度大大增加，也就是说，像泡菜、腌黄瓜，仓储的水果、蔬菜，保鲜的鱼类、肉类，腌制的酱料等食物，均易含有亚硝胺化合物的前身亚硝酸盐与二级胺。二级胺还广泛存在于鱼类、肉类及谷类中，一些变质、发霉的食物都可能含有致癌物质。另外，谷物在发霉时产生的黄曲霉素也有很强的致癌作用，临床上有不少来自谷物仓库保管员罹患结肠癌的案例。一些地区胃癌高发，与该区患者长年进食泡菜有关；一些海边、河边渔民患鼻咽癌与多食腌鱼、腐烂的鱼肉有关。目前，对于食物性化学致癌物质引发肿瘤引起了广大医者及社会的关注，流行病学方法调查研究证实的结果可用于指导肿瘤的防治工作，指导人们摒弃不卫生的饮食爱好和习惯，加强食品监管，杜绝病从口入。

二、内因

1.七情所伤

中医学认为，情志过度变化会导致人体生理发生变化，气血逆乱，脏腑功能失调，久而久之，正气受伤。此

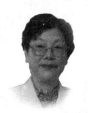

即现代所说的免疫功能下降，免疫调节失衡，肿瘤发生。中医重视七情所伤致病的观点，是中医病因学上的一大特色。中医学认为，过喜伤心，过怒伤肝，过悲伤肺，过思伤脾，过惊恐伤肾。情志长时间的太过与不及均能导致人体气机方面的变化。怒则气上（有气上冲头脑状）；忧思则气结（郁闷不舒）、气机不舒畅，如脾胃呆滞不思饮食、神呆、失眠；悲则气消（神识恍惚无力）；恐则气下（下元不足），如尿失禁；惊则气乱（神不守舍）；喜则气缓。"喜、怒、忧、思、悲、恐、惊"七种情志的过度兴奋和抑制，会导致人体全身气血运行失常，所主内脏功能失常。气血阴阳失常，不能"阴平阳秘"，《黄帝内经》认为，"夭之由也"，尤其在肿瘤发病上占据重要地位。例如，噎膈在《黄帝内经》中认为是"暴忧之病"。朱丹溪认为，乳腺癌由"忧怒郁闷，昕夕累积，脾气消阻，肝气横逆"所致，他更提到，没有丈夫或失志于丈夫的女子居多。《医学入门》曰："郁结伤脾，肌肉消薄，外邪搏而为肿，曰肉瘤。"《医宗金鉴》中提到，失荣证由"忧思志怒，气郁血逆，与火凝结而成"。从西医学的研究来看，精神的慢性创伤导致神经体液系统内分泌等功能失调，免疫功能低下，局部组织细胞异常增殖失控，癌症发生。

2.痰浊血瘀

痰浊既是病理产物，也是致病因素。中医学认为，多种疾病的发生、发展均与痰浊的凝结和阻滞有关，肿瘤的发生更是如此。痰不仅指有形可见的痰液，还包括瘰病、痰核和停滞在脏腑经络组织中未被排出的痰液，称之为"无形之痰"。如情志所伤，肝郁化火，火热煎灼津液为痰，而致痰火交结，故云"忧郁气结而生痰"。痰还可凝结在经络筋骨而致瘰疬、痰核、阴疽、流注。因湿浊凝聚成痰，痰阻气机，血行不畅，脉络壅滞，痰浊与气血相搏结，病乃成；亦有风寒侵袭，复因饮食所伤，脾失健运，湿浊不化，凝聚成痰，风寒痰食诸邪与气血互结，壅塞经络，病渐成。中医学对痰凝肌腠，结于身体各处，形成大小不等的颗粒肿块（如痰核、瘰疬等）多有记述。如《金匮要略》说："人年五六十……马刀侠瘿者，皆为劳得之。"指出人年事已高，肾精亏虚，阴虚阳浮，虚火上炎，与痰相搏成瘰疬之病。总之，痰浊凝聚，留着于脏腑经络、结于体表则为瘿瘤，结于内脏则为癥瘕积聚。

饮食不节是导致痰浊发生或发展的最重要原因之一。酒食不节，饥饱失常，损伤脾胃，脾失健运，不能输布水谷精微，湿浊凝聚成痰，痰阻气机，血行不畅，脉络壅滞，痰浊与气血相搏结，乃成癌瘤类疾病。如噎膈就与饮食关系非常密切。酒食过度、恣食辛辣、过食生冷油腻或不洁饮食，酒食助湿生热，酿成痰湿，阻滞气机，使气、血、痰三者互结于食道，食管窄隘，即酿成以实证为主的噎膈；亦可使食道津血枯涸，酿成以虚证为主的噎膈。

血瘀有全身的，也有局部的。各种致病因素均可导致血瘀状态的形成，血瘀较重时，停滞于体内可引起各种不同病证，局部血液逐渐瘀积，结而形成瘀血、肿块。这种肿块持续存在，位置固定不移，导致了肿瘤的发生。《难

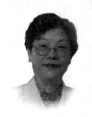

经本义》谓："积聚也，言血脉不行，蓄积而成病也。"《明医指掌》指出："若人之元气循环周流，脉络清顺流通，焉有瘿瘤之患也。"《医林改错》曰："肚腹结块，必有形之血。"

3.五脏虚损，真元不足

《素问·评热病论》曰："邪之所凑，其气必虚。"外界火热毒邪、化学邪毒在地球上肆虐，恶性肿瘤威胁着人类的健康。这些邪毒侵犯人体，但并没有导致所有人发病，而是导致某些人群发病，这些人群发病多因正气虚。研究发现，存在正气虚的原因，主要是脏腑久病致虚，许多慢性病如脾胃病，久病致使脾的化源不足，五脏六腑皆不得受气，则五脏皆虚矣。《灵枢·本脏》曰："脾坚则脏安难伤。"《灵枢·营卫生会》曰："人受气于谷，谷入于胃，以传于肺，五脏六腑，皆以受气。"脾胃大师李东垣认为，"元气非胃气不能滋之"，提出脾为"后天之本"。因此，五脏虚损以脾胃虚损为先，要保证人体正气不虚，首先要保证脾胃功能正常，脾胃一虚，五脏六腑皆受其连累。

火热邪毒也好，化学邪毒也好，邪气中人，但并不是所有的人都发病，除了五脏有慢性正气虚衰的人群以外，中医还注重人体"禀赋不足"，先天不足致虚的人群也易于发病。《灵枢·刺节真邪》："真气者，所受于天，与谷气并而充身也。"真气秉承先天，是与生俱来的遗传物质，需要赖后天谷气的滋养、资助而发挥功能。"壮人无积，虚人则有之"。壮人应是先天遗传禀赋充足之人，无免疫缺陷，后天脾胃健旺，体格强壮。禀赋不足之人多从幼时即体弱多病，体质柔弱，多先天有某种遗传基因、免疫缺陷。如有肿瘤遗传基因潜在的人，在外界致癌因素的长期刺激下，易基因突变，产生癌症。

正气虚除了以上两类人群外，年幼之人和老年人是第3类易患肿瘤的人群。年幼是因为生理机能还不成熟，易受邪毒热邪和化学、放射物邪毒的损伤。如有幼儿和少年患白血病、恶性淋巴瘤、肾上腺癌等。老年人患癌症概率很高，老年人肾精衰竭，元气虚衰，阴阳失和，内环境调节失控，好发癌症。

中医学的发病理论很重视人体正气，肿瘤的发病尤能体现这一观点。正气既是真气，又是元气，是人体生命机能的总称。人体脏腑功能正常，气血旺盛，正气就旺盛，能抵御外邪。如果有邪气入侵，正气必会起而抗之，祛邪外出，维护脏器功能正常，阴阳调和，气血运行周身，周而复始，疾病（包括肿瘤）就难以发生。

不少古代医家对肿瘤的发病机制有这样的观点：五脏功能失调致人体正气虚，可导致肿瘤的发生，以脾肾功能失调为主。明代张景岳明确指出："凡脾肾不足及虚弱失调之人，多有积聚之病。"《活人录汇编》认为，肺痿者"多因脾土有亏，不能顾子，以来生我。肾气不足，子盗母气而为所窃，则元气为之不足，因而津精血液无所不亏，而有枯萎之象，其始必有金体自燥，绝寒水生化之源，继而肾气枯涸，受龙火潜越之祸，犹之既失雨露之润，反遭风火之炙，有不痿弱者乎"。古有"营出中焦，

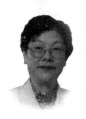

卫出下焦"之说，下焦内居元阴之阳，主人之先天抵抗力强弱。肾气充足，则卫外能力强，免疫功能正常。当年老天癸竭时，人体肾气虚衰，导致卫外功能低下，易生癌症。

肾者主骨生髓，现代研究发现，人体的骨髓干细胞能产生两种有免疫功能的细胞，一种是T淋巴细胞，一种是B淋巴细胞，这两种细胞在胸导管的淋巴管能形成。T淋巴细胞的吞噬杀伤力特别强大，这两种淋巴细胞像卫兵一样进行巡视，监视机体，当发现有癌细胞出现时采取的方式是先识别后吞噬，将癌细胞包围聚而歼之。在正常情况下，癌细胞一出现，机体将迅速反应，进行免疫应答，卫兵迅速集结，消灭癌细胞。人类将这一免疫过程称之为细胞免疫。但是，若先天真元不足，肾之元阴、元阳亏虚，卫外低下或五脏久病元气虚衰，使肾生髓功能不足，则T淋巴细胞数量减少，质量下降，识别能力下降，会导致癌细胞逃逸，或吞噬能力减弱，使杀伤活性降低，癌细胞继续增殖，癌块扩大，当整体抵抗力下降到一定程度，癌细胞就会突破防线，血液循环弥漫全身各脏器，形成转移。人体还有一种防御肿瘤的免疫系统，称为体液免疫。能从事体液免疫功能的是人体的一些免疫蛋白质——免疫因子。它们在胸腺这一免疫器官内产生，目前发现的免疫因子有肿瘤坏死因子、肿瘤血液生成抑制因子、干扰素、白介素等，这些因子有肿瘤杀伤活性，能协同细胞免疫发挥机体抗肿瘤作用，形成机体免疫监控系统。可以这样认为，人的免疫监控是由脾肾两脏的功能来实现的。肿瘤发生与五脏有关，而以脾肾为主，这个认识从人体细胞免疫和体液免疫杀伤肿瘤得到了证实。因此，脾肾虚是肿瘤发病主导因素的观点是正确的。

中医治疗肿瘤三原则的运用和体会

一、清热解毒法

热毒是恶性肿瘤的主要病因病理之一，火热邪毒和化学邪毒均为阳热实火之毒，根据"热者寒之"的原则，清热解毒法是治癌的第一大法。现代研究证实，许多清热解毒的中草药除具有消炎杀菌的作用外，还具有抗肿瘤活性的作用，可以直接杀菌和抑癌。这使中草药治癌取得双重效果，因为肿瘤在发展增殖过程中，瘤块表面灼热，溃烂渗血流水，炎症是促进肿瘤发展和病情恶化的因素之一，而清热解毒药能控制和清除肿瘤及其周围的炎症水肿，所以能减轻症状，并能在一定程度上控制肿瘤发展。同时，许多清热解毒药具有抗癌活性，所以说具有双重效果。

目前，通过药理研究和临床疗效筛选，证明大多数清热解毒药中均有较强的抗癌活性，而且已从中分离提取出有效成分，做成制剂供临床应用，有些抗癌效果非常明显，如喜树碱、三尖杉碱、靛玉红，注射液如榄香烯注射液、康莱特注射液，还有口服的鸦胆子油口服乳液、安替

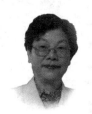

可胶囊、金龙胶囊、华蟾素片等。

　　用清热解毒药清理血液，直接杀死癌细胞，具体运用时要辨证，必须审视癌毒轻重而决定药量的轻重。如果癌肿邪毒弥漫，多个脏腑转移，不能进行手术，而患者体质尚好，脾胃未伤，年龄较轻，可用重量清热解毒消癌中药，药量要大、药力要专，坚持长时间用药（持久战），内服、外用中草药；中成药采取"多兵团作战"，进行"攻坚战"；同时要时时顾护好脾胃，祛邪还要注意扶正，搞好饮食营养，做好"后勤供给"。对于已进行手术切除者来说，癌毒已去大半，正气已伤，余毒尚存，要防癌毒卷土重来，应采取消癌扶免法，权衡患者阴、阳、气、血、津、精之虚以扶之，但多数患者以气血阴虚为主，即用清热解毒消癌、益气健胃养阴之品进行"缓兵作战"，清热解毒药宜少用苦寒重剂，用微苦、微寒之品，如白花蛇舌草、半枝莲、田基黄、重楼、紫草、夏枯草、石上柏、野菊花、金银花等。同时，扶正药宜用轻灵扶胃益气之品，如太子参、沙参、淮山药、莲子、大枣、女贞子、甘草、石斛、黄芪、白术、黄精、百合等，这些药可在各种癌症辨证有脾肺气阴两虚时使用。

　　另外，在使用清热解毒药进行抗肿瘤治疗时，当然也可辨病用药，凡药理研究显示具有广谱抗癌作用的药，每个患者都可以使用，但是必须注意中药的归经，如治下焦及人体下部的病要用黄柏，治上焦和上部的病，清热解毒药要选黄连及入各经的药物，古人称之为引经药。打仗时必须有"向导"，这些引经药能迅速进入敌人腹地，消灭敌人。

二、活血化瘀、软坚散结法

《素问·至真要大论》曰："坚者削之……结者散之，留者攻之……"《素问·阴阳应象大论》曰："血实宜决之。"《景岳全书》曰："治积之要，在知攻补之宜……凡积聚未久而元气未损者，治不宜缓，盖缓之则养成其势，反以难制。此其所急在积，速攻可也。""凡积坚气实者，非攻不能去。"

《伤寒论》《金匮要略》中提出了"瘀血""干血""蓄血"等病名，并创制了活血化瘀的方剂大黄䗪虫丸等。中医学对肿瘤病因病理的认识，瘀血为其中之一。历代医家多指出，癥积、石瘕、疝癖、噎膈出现的肚腹结块、五官体表肿块，坚硬不移，均与瘀血有关。《医林改错》明确指出："结块者，必有形之血也。"瘀血的形成，或邪毒入侵，火热之邪灼伤津液、血液，形成瘀毒互结的肿块；或七情所伤，气滞而血行不畅，导致瘀血形成；或五脏久病虚衰，气血津液衰少，气不能推动血在脉中正常运行，故虚而致瘀。水湿运化失常，停而为痰为饮，瘀血痰湿凝聚发为肿瘤。根据"血实宜决之"的原则，必须果断对瘀血进行处理，用活血化瘀法治疗。已成肿瘤者而"决之"，未成肿瘤或已在体内出现瘀血迹象时也要及早"决之"。出现如下症状体征者可认为是有瘀血存在：①唇舌青紫、紫暗，或舌体、舌边及舌下有青紫斑点和瘀线，或舌下静脉怒张。②体内或体表出现肿块经久

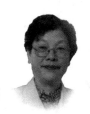

不消，坚硬如石，推之不移或表面凹凸不平。③局部疼痛不移，呈刺痛，日轻夜重。④脉涩，皮肤暗黑，有斑块，皮肤粗糙或肌肤甲错，有鳞屑脱落。

对于瘀血证，中医采用活血化瘀法，通过此法，疏通血脉，破瘀散结消癥，瘀血去新血生，达到活血止痛、祛瘀消肿、散结消癥的目的，以恢复机体正常的气血运行。现代研究发现，癌症患者血液高黏稠状态是比较严重的，尤其是消化道癌肿及血供丰富的肝癌、肺癌等，发生转移癌的患者血液高黏状态更为严重。高黏血存在于肿瘤，血黏度高，血中氧气含量低，组织处于缺氧状态，肿瘤细胞增殖迅速，癌块增大并转移。现代研究证实，许多活血化瘀药能改善肿瘤部位组织的微循环，从而改善局部组织细胞的缺氧状态，进而抑制肿瘤细胞的增殖，使肿瘤缩小甚至消失。同时，活血化瘀的药物有抑制供给肿瘤血液的血管生成的作用，抑制了供血血管的生成，肿瘤失去了血液供应，会导致癌细胞营养不良，使其枯萎凋亡，这是活血化瘀法治癌的另一种机制。动物实验研究表明，许多活血化瘀药物具有直接杀死肿瘤细胞或抑制肿瘤细胞生长的作用。例如，莪术油制剂在体外对小鼠艾氏腹水癌细胞、腹水型肝癌细胞有直接杀伤作用和明显的抑制、破坏作用；丹参能抑制癌细胞呼吸和糖酵解。此外，还有川芎、当归、三七、赤芍、桃仁、水蛭、虻虫、红花、三棱、莪术、五灵脂、全蝎、乳香、没药、苏木、延胡索等活血化瘀药均具有类似的抗肿瘤作用。

唐容川指出："须知痰水之壅，由瘀血使然，但去瘀

211

血，则痰水自消。"瘀血与痰浊是相互影响的。由于"饮食自倍，肠胃乃伤"，脾胃损伤，脾之升清、胃之降浊功能失司，不能输布水谷精微，停而为痰为饮。痰阻气机，血行不畅，脉络壅滞，痰浊与瘀血搏结，乃成癌瘤之疾。痰阻气机可以成瘀血，瘀阻气机反过来又形成痰浊，治瘀血可以消除痰浊产生的病因，而治痰浊之根本又是治瘀血产生的根源。

肿瘤形成后，聚结成块，坚硬如石。一般认为，肿块较软者为结，肿块坚硬如石者为坚，总为邪气聚结成块所致。"坚者削之""结者散之"，治疗时遵此原则，以软化坚硬瘤块，消散结块。软坚散结与活血化瘀法结合使用，同时要联合清热解毒等多种治法联合攻坚。古人认为，味咸的中药具有软坚的作用，如咸寒之牡蛎、咸寒之鳖甲、咸甘之龟甲、咸寒之土鳖虫、苦咸之海藻等。在临床中配合使用具有化痰作用的半夏、南星、昆布、瓜蒌、夏枯草、浙贝母。痰为阴邪，治疗时宜祛痰利湿，使邪有出路，故临床还要配合利湿药，如茯苓、猪苓、滑石、薏苡仁、苍术等，使结块软化，直到消散。

三、扶正培本祛邪法

扶正培本祛邪法治疗肿瘤，是中医学的一大特色。中医学素来重视人体正气在防病及疾病发生发展中的作用。《黄帝内经》认为，"正气存内，邪不可干""邪之所凑，其气必虚""精神内守，病安从来"。这是主张正气在发病和疾病发展当中起主导作用，肿瘤的发病也不例

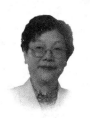

外。《医宗必读》曰："积之所也，正气不足，而后邪气居之。"因此，在日常生活中要重视"精神内守"，要"虚邪贼风，避之有时"。人的先天遗传肾之元阴元阳及肾的"卫出下焦"功能，已被现代的基因学说充分地挖掘出来，潜伏在体内的癌基因突变而引爆癌变这一事实使得中医治癌的理念发生了转变，运用扶正培本固元法治疗和提早预防后代在外界因素打击下癌基因突变是聪明之举。

人体正气功能正常，则外邪不能危害人体而发病，肿瘤无法形成；正气亏虚或不足（失于摄生），则人体多种生理功能遭到破坏而发生异常变化，内环境自控系统失控，致癌因素才能起作用而导致肿瘤形成。反过来，肿瘤的生长、发展要消耗气血津液，对正气是一个长期损伤的过程，正气亏虚，又更易导致肿瘤的迅速生长、扩散及转移。因此，在肿瘤发生的早、中、晚期，古人称初、中、末期，都必须扶持正气，培补本元，扶正培本以祛邪是中医治疗肿瘤的根本大法之一。现代临床研究发现，肿瘤患者出现的虚证多表现为毒伤脾胃，毒伤气血，毒伤气阴，阴虚火旺，阴阳两虚。肿瘤患者出现的阴、阳、气、血、津、精液之伤，与一般疾病的邪气造成的阴、阳、气、血、津、精液损伤不同。这是因为一般疾病的邪气轻浅而易除，伤人正气易恢复；而肿瘤之邪毒重，且与痰浊、瘀血互结，邪不易速去，故正伤不易速复，而且癌瘤毒邪还可由一处脏腑转移到另一处脏腑，又导致另一脏腑阴、阳、气、血、津、精液的变化，使得病情复杂多变，正气损伤不一而足。医者必须审视阴阳，权衡利弊，知难而进，虽有千头万绪，但要抓住主要矛盾。周德丽教授认为，治疗肿瘤患者之诸虚要谨记，胃者为水谷气血之海，"五脏者皆禀气于胃，胃者五脏之本也""脾坚则脏安难伤""五脏不足，求于胃""元气非胃气不能滋之"。治脾胃可以安五脏，故针对肿瘤的治疗而言，无论在肿瘤的哪个阶段，扶正药中首先要有健脾益气、顾护脾胃的药在其中，这才符合扶正祛邪的大纲，才是扶正的正治。同时，肺主气，气为血帅，在补脾的同时要补肺气，脾肺之气旺，气血才能运行全身。正如《素问·经脉别论》所云："食气入胃，散精于肝，淫气于筋。食气入胃，浊气归心，淫精于脉。脉气流经，经气归于肺，肺朝百脉，输精于皮毛……饮入于胃，游溢精气，上输于脾；脾气散精，上归于肺；通调水道，下输膀胱。水精四布，五经并行。"要将被肿瘤邪毒搅乱了的残局恢复到太平盛世，不走扶脾补肺的道路，别无选择。这是周德丽教授多年来与癌邪斗争的体会。唯有扶脾肺才能救全局。临床上还要辨如何扶脾补肺，如脾肺气虚，补中益气汤、香砂六君汤加黄芪，同时使用攻积杀癌的中药；如脾肺气阴两虚，用甘寒滋补药，如周德丽教授自拟的扶兔汤，由太子参、淮山药、莲子、女贞子、红枣、甘草、百合、黄芪组成，用之多见有效。

在使用扶正的滋补药时，切记不能过用温补，因癌毒伤气也伤阴。例如，初期以气虚为主时，若见气怯、语音低微无力、纳差、肢凉、便溏不实、面色苍白、脉沉细弱等气虚之象，用补中益气汤或香砂六君汤补脾肺之气后，

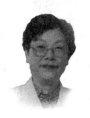

久则三五日，少则一两日，患者必诉口鼻咽部干燥，自觉燥热。温药能祛寒补气，亦能伤阴也，故在使用温补脾肺药时也要顾护阴液。在益脾补肺药物中，周德丽教授推崇吴鞠通"治上焦如羽，非轻不举"的原则，用药轻灵，如太子参、沙参、石斛、淮山药、茯苓、佛手、莲子、红枣、甘草、百合、麦冬、黄芪用量宜轻，过量药重则沉入下焦也。以上药味虽平淡无奇，但滋腻沉重反过其位也。

周德丽教授治肿瘤并无特别之处，取中庸之道。对一经发现已是多处转移不能进行手术的中晚期癌症患者；或已手术切除部分肿瘤的患者；或腹腔淋巴转移或其他脏器转移者；或肿瘤切除后复发者；或其他脏器有转移，不愿再手术和化疗者；或在化疗的个体化治疗中，如乳腺癌患者激素和孕激素受体阴性化疗无效者，配合中药清热解毒、活血化瘀、软坚散结等进行治疗，有不少患者生存期延长，癌灶缩小或消失，生活质量提高。有时在束手无策中，采取中庸之道，静观其变，候正气恢复，再施攻伐，或亦攻亦补，以平为期。

肿瘤的生长发展是一个长期损伤正气的过程，气血首先受到损伤。凡肿瘤患者，由于正气大伤，气血两虚，面色或苍白或萎黄或晦暗，气短乏力，消瘦形羸，血象中红细胞数量减少，血红蛋白低，舌质淡白而嫩，脉沉细无力，周德丽教授师均用自拟的养阴八珍汤益气生津补血。方由太子参、淮山药、茯苓、甘草、鸡血藤、黄精、白芍、川芎组成。其中太子参甘平，益气生津，代党参；淮山药甘平，健脾养阴，代白术甘苦温健脾；茯苓、甘草健

周德丽

215

脾祛湿；鸡血藤代当归，活血补血；黄精代熟地黄，入脾、肾两经，既能滋肾又能健脾，使补肾无滞中之弊。全方共奏滋肾益气补血之功，是考虑到肿瘤之伤气血，而气血损伤日久必兼阴液不足，如再用甘温苦燥之品，虽能补得气血，但又有伤阴之弊。上方用甘寒、甘平，补而不滞之品，方能面面俱到。

经临床运用，在治疗肿瘤及手术前后的调理、防止复发、提高生活质量、延长生存期等方面，扶正培本中药发挥了很好的优势作用。实验证明，肿瘤的发生与人体内免疫功能低下有关。人体内的细胞免疫中有两种淋巴细胞特别能识别和杀伤癌细胞，一种是T淋巴细胞，一种是B淋巴细胞，其方式是先识别后吞噬。人体一旦因为火热邪毒、化学邪毒内侵或七情所伤，这两种细胞就在胸导管的淋巴管内形成，尤其是T淋巴细胞的吞噬能力特别强大，一般都能将癌细胞识别后吞噬掉。人体一旦正气虚损，使T淋巴细胞数量减少和识别能力下降，就削弱了其识别和吞噬癌细胞的能力，癌细胞在正气薄弱的地方停留下来生长繁殖，逐渐形成肿瘤。但是这时的T淋巴细胞还能继续和癌细胞进行战斗，由于敌众我寡，当整体的抵抗力下降到一定程度时，癌细胞突破防线，循血液循环扩散，弥漫转移到其他脏腑组织。

扶正培本法用于肿瘤患者手术前后及放化疗期间有增效减毒的作用。目前，国内外对于肿瘤的治疗，虽然仍以手术、放疗、化疗作为3大主要治疗手段，但是医学界在肿瘤治疗的理念方面已经有了很大的进步。例如，已经不再

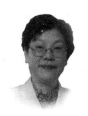

强调单一治疗手段的疗效，而是安排各种治疗方法和途径结合，进行"多兵种作战"，充分发挥各自的长处。以前在疗效评价上，单一重视癌肿大小、疗效，现在更加重视生存率和生存质量的提高。在能根治的情况下，行手术根治；不能手术根治，不具备条件（如老年患者和复发多脏器转移者），则和其他慢性病一样追求长期与瘤"和平共处"，使患者带瘤生存，正常生活。不能进行手术、放化疗的患者则可用扶正固本祛邪法，调理正气，待患者体质得到一定的恢复（如肝功造血等功能正常），再进行手术切除根治和放化疗。

中医学认为，肿瘤患者的放化疗是以毒攻毒对癌瘤进行治疗。放化疗必须在正盛邪实的情况下进行，如正虚邪实，则应该暂缓攻邪，先扶持正气，待时机成熟、条件具备才能攻邪。若肿瘤患者进行手术时气血损伤，手术后病邪虽去，但仍留余毒，处在正气虚邪亦虚的状况下，要注意用扶正固本祛邪法。《医宗必读》曰："大积大聚，其可犯也，衰其半而已。"故去积及半，纯与甘温调养，使脾土健运，则破残之余积不攻自走。手术后，邪已去大半，要调养正气，余积能自散。譬如满坐皆君子，一二小人自无容身之地，皆自走矣。放化疗中以毒攻毒致脾胃肝肾大伤者，用周德丽教授自拟的佛手郁金汤保胃泄毒，用升白扶兔汤、滋水养肝汤治疗毒邪犯胃呕吐不食，邪毒伤髓致白细胞、红细胞、血小板降低，邪毒伤肝则转氨酸升高等。

疑难验案9则

周德丽教授除擅长治疗脾胃病和肿瘤外，临证中尚有多则疑难病证治验，一并收录，以飨读者。

验案1：朱某，女，25岁。初诊日期：2009年4月13日。

主诉：两小腿胫腓部紫斑1月余。

现病史：患者1个月前发现两小腿胫腓部暗红紫斑，呈散在性分布。曾在外院检查，血常规：WBC $5.6×10^9$/L，N% 63.5%，RBC $4.61×10^{12}$/L，Hb 144.1g/L，PLT $250×10^9$/L；凝血五项：fg 5.39g/L，D-二聚体（+）。外院诊断为过敏性紫癜。曾服激素治疗，疗效欠佳。现症见：两小腿胫腓部散在性鲜红紫斑，不痒，纳可，乏力，无腰痛，口干口苦口臭。

既往史：无特殊。

过敏史：否认药物、食物过敏史。

月经史：月经延期4~5天，量少，色暗，经期无腰胀、腰痛、腹痛。

查体：神清，精神欠佳，舌质淡红，苔白，脉沉细。心肺查体无特殊。全腹平软，无压痛，无反跳痛。

中医诊断：紫斑（热盛迫血）。

西医诊断：过敏性紫癜。

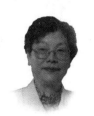

治则：清热解毒，凉血止血。

方药：清营汤合犀角地黄汤加减。

太子参30g，麦冬10g，五味子10g，牡丹皮10g，玄参10g，生地黄10g，白芍10g，金银花10g，连翘10g，蒲公英15g，竹叶10g，淮山药20g，莲子20g，竹茹10g，红枣30g，女贞子15g。配方颗粒，7剂，每日1剂，水冲服。

二诊（2009年4月21日）：服药7剂，紫斑减少，色转暗红，仍口干口苦，乏力，舌脉同上。上方加芦根10g、鸡血藤20g，继服7剂。

三诊（2009年4月29日）：服后，紫斑基本消退，口干，不口苦，月经来潮，大便溏烂，舌质淡红，苔白，脉细。热毒稍退，但余热未清，脾胃受损。正气虚衰，运化失常，故大便溏烂。上方继服15剂。

四诊（2009年5月15日）：15剂过后，紫斑消退，已无所苦。余热已清，冲任气机调和，运化加强，血循常道，紫斑自消。

按语及体会：本案初期为感受燥邪热毒，浸入营血，迫血妄行，溢于肌肤脉络之外，发为紫斑；热邪盛，则口干口苦口臭；邪热损脾，则乏力；胞络血少气滞，则月经延期。方选清热解毒、凉血止血之清营汤、犀角地黄汤。麦冬、玄参、生地黄滋阴清热凉血，连翘、金银花、竹叶、蒲公英清热解毒。久治不愈或用药不效，脾胃受损，正气虚衰，气虚难以速复，不能摄血，导致紫斑反复，经久不愈。脾胃虚弱，生化气血不足，胞宫冲任不足，月经延期不至。淮山药、红枣健脾胃，女贞子、白芍、太子参滋养阴血。紫斑变暗，月经延期，酌用活血之品，但又口干口苦，不宜用当归，可用鸡血藤活血凉血。脾主肌肉，属阳明，本案病位在肌肉，故治疗以清阳明胃火、滋养阴血为法。

周德丽点评：从中医对气血病变的认识来看，不外脾统血、肝藏血、心主血，三脏功能受损，则血液不循常道而溢于脉外，或吐衄，或紫斑，或便血等，影响三脏摄经藏血功能的常见病因为内外之火热之邪，热迫血行于脉外。

验案2：王某，女，27岁。初诊日期：2009年4月20日。

主诉：尿频、尿热、排尿不畅1月余。

现病史：患者1个月前反复出现尿频、尿热、排尿不畅，咽干鼻塞。曾多次检查，尿常规未见异常，尿液培养无异常。门诊输液治疗即头晕，用温补药即口干咽疼，遂要求服中药治疗。现症见：尿频、尿热、排尿不畅，咽干鼻塞，纳可，大便正常。

既往史：无特殊。

过敏史：否认药物、食物过敏史。

查体：神清，双肺呼吸音清，未闻干湿啰音。舌质淡嫩，苔薄白少，脉细。全腹平软，无压痛，无反跳痛。

中医诊断：淋证（阴虚内热）。

西医诊断：尿路感染。

治则：养阴清热通淋。

方药：清源饮加减。

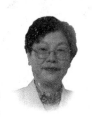

麦冬10g，天冬10g，太子参15g，淮山药20g，玄参10g，白芍15g，柴胡10g，浙贝母12g，海螵蛸20g，佛手10g，竹茹10g，甘草10g，白茅根10g，葛根20g。配方颗粒，7剂，每日1剂，水冲服。

二诊（2009年4月27日）：服药7剂，尿频、尿热稍减，口干减，仍鼻塞，头晕，大便干结。舌质淡嫩，苔白少，脉细。继服上方15剂。

三诊（2009年5月14日）：服后，症状明显改善，舌脉同前。气阴稍复，气血调和，则淋证暂缓。肺主通调水道，肺阴得补，正气渐复，则小便通调。上方加山栀子10g、金银花10g、百合10g。继续服药调理7剂收工。

按语及体会：患者风热犯肺，肺中有热，下移下焦，膀胱气化不利而发淋证。肺开窍于鼻，肺气阴不足，肺气不利，则咽干鼻塞；气虚阴亏，则头晕；肺为水之上源，风热犯肺，肺中有热，可致肺阴不足，又肺主通调水道，致下焦肾元亏虚，肾气不足，膀胱开合不利，出现尿频、尿热、排尿不畅。治疗上可用甘寒之品养阴清热，如玄参、葛根等，加淮山药、海螵蛸、浙贝母健脾益气，柴胡、佛手理气舒导，白茅根利水通淋。见效后加山栀子清三焦热盛，金银花、百合加强滋阴清热之力。本方体现中医下病上治之法。

周德丽点评：本病辨证关键在舌象及脉象，本案患者舌质淡嫩，苔白少，脉细，为气阴两虚之舌脉。尿少而灼热，尿并不痛，加上舌脉，则应辨证为肺阴虚之淋证，由水之上源虚，肺受热灼阴而引起，故用清源饮加减，滋水之上源，用清肺之虚火的天冬、淮山药、玄参等药，则症状得缓，如用苦参分利则阴伤。

验案3：何某，女，34岁。初诊日期：2009年4月13日。

主诉：面部潮红4月余。

现病史：患者4个月来反复出现面部潮红，微肿，瘙痒，局部起屑，在日光下更甚，口干口苦口臭，无呃逆，纳可，大便干结，自觉阴道干燥，同房尤甚。曾在外院就诊，诊为面部慢性湿疹，服西药抗过敏治疗，疗效不佳，遂要求服中药治疗。

既往史：无特殊。

过敏史：否认药物、食物过敏史。

查体：面部可见红色的丘疹，压之不褪色，触之不碍手。舌质暗红，苔薄黄，脉细滑。

中医诊断：游风（火毒炽盛，肾阴不足）。

西医诊断：面部慢性湿疹。

治则：清热凉血，滋阴解毒。

方药：知柏地黄汤加减。

紫花地丁15g，蒲公英15g，黄连3g，竹茹10g，竹叶10g，芦根10g，枳壳10g，蒺藜10g，女贞子15g，枸杞子10g，地骨皮10g，菟丝子10g，茺蔚子10g，覆盆子10g，淮山药20g，麦冬10g，生地黄10g，知母10g，黄柏10g。配方颗粒，7剂，每日1剂，水冲服。

二诊（2009年4月21日）：服药7剂，面部潮红稍退，口干减，仍口苦口臭，大便干结。阴道稍润，舌脉同前。

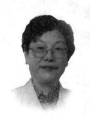

上方加玄参10g甘寒凉血解毒，清营分热盛，继服15剂。

三诊（2009年5月7日）：服后，面部潮红明显消退，口干减，无口苦，口臭，大便变软，阴道滋润，正常同房。舌质红，苔薄黄，脉弦细。三焦毒清，肾水得补，则心肾交融，治以滋阴降火。继服上方30剂。

四诊（2009年6月8日）：服后，症状消失。舌质红，苔薄白，脉弦细。巩固治疗7剂收工。

按语及体会：患者心火炽盛，阳明热毒，入扰营分，肾阴不足，阴道失润。治疗以清热凉血、滋阴解毒为法。中医学认为，诸痛痒疮，皆属于心。患者面部慢性湿疹，阴道干燥，属上、中、下三焦热盛，阴津亏损。热盛则称为火毒或毒火，解毒即清热极之火邪。方中黄连泻心经毒火；黄柏泻肾火；紫花地丁、蒲公英、竹茹为清热苦寒之品，能泻阳明胃火；"五子"（女贞子、菟丝子、覆盆子、蒺藜、茺蔚子）加生地黄、枸杞子能益肾水以制火；疹属肺，生地黄、芦根、麦冬、竹叶能清肺热，地骨皮清营分之热；佐以淮山药健脾护胃。纵观全方，气分热清，营分毒解，则疮平；肾水充足，则阴道滋润。

周德丽点评：本案患者原患游风（慢性湿疹）。西医多次治疗无效后用激素治疗3个月后出现面部潮红，日光照射加重，中医疑诊阴阳毒（红斑狼疮），后得知为使用激素引起。中医遂诊为游风，因西药不良反应引起肝肾阴虚火旺，故面部潮红，用知柏地黄汤加养阴清热、利湿解毒之品治愈。

验案4：雷某，女，20岁。初诊日期：2009年4月13

223

日。

主诉：面部痤疮1年余。

现病史：患者1年来反复出现面部痤疮，上有脓点，根部发红，不痒不痛，眠差，腰酸，大便1～2日一行，质硬。曾用多种护肤品，症状加重。

既往史：平素月经期延长，10～15天，无痛经。

过敏史：否认药物、食物过敏史。

查体：面部可见暗红色的红斑，脱屑，有白色突起的闭合性粉刺，上有脓点，根部发红。舌质红，苔黄，脉细滑。

中医诊断：痤疮（心火炽盛）。

西医诊断：寻常痤疮。

治则：清热解毒，宣肺泄热，疏肝调经。

方药：五味土茯苓汤合两地汤加减。

紫花地丁15g，蒲公英15g，生地黄10g，蝉蜕10g，七叶一枝花10g，银花藤15g，土茯苓10g，连翘10g，海螵蛸20g，浙贝母12g，甘草10g，柴胡10g，白芍10g，佛手10g，法半夏10g，枳壳10g，地骨皮10g。配方颗粒，7剂，每日1剂，水冲服。

外用药：姜黄消痤搽剂（30mL）。

嘱：①一般月经前1周、月经后1周服中药，连续3个月。②忌海产品，剪指甲，注意手部卫生，前额头发不宜过长。③夜间睡眠尽量在12时之前。

二诊（2009年4月21日）：服药7剂，面部痤疮暗淡，月经不畅，停后复行，量少，无腹痛，大便日1～2次，舌

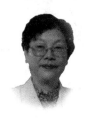

脉同前。上方加淮山药20g、莲子20g、仙鹤草15g、太子参10g，继服7剂。

三诊（2009年5月7日）：服后，面部痤疮暗淡，月经干净，眠差。舌质红，苔薄黄，脉弦细。上方减仙鹤草，加酸枣仁10g，继服15剂。

四诊（2009年6月8日）：服后，面部痤疮暗淡，脓点消，眠改善，大便成形，日1次。舌质红，苔薄黄，脉弦细。上方继服30剂。

外用方：珍珠母15g，土茯苓10g，桔梗15g，白及15g，石膏15g，红花15g。研末，纯牛奶调外敷面部。

按语及体会：本病多发于青年男女，临床表现为皮脂分泌过多，毛孔多粗大，分布于前额、双颊、颌部及胸、背、肋、肩等部位，严重者密集成片。西医常用性激素、抗生素、粉刺溶解剂治疗。本案患者素日阳明肠胃有热，复感风邪，内外合邪，邪热炽盛，内入营血，外滞肌肤而发痤疮。该患者还有冲任不调。治疗以清热解毒、宣肺泄热、凉血祛斑散结为法。五味土茯苓汤清热解毒，宣肺泄热，疏肝调经。两地汤滋阴降火，凉血消斑。中医学认为，疹属肺，斑属胃，阳明主肌肉。周德丽教授指出，若痤疮根深，则用五味土茯苓汤加桃仁、红花、牡丹皮加强活血之力。由于本病常与内分泌失调有关，女性常月经不调。若月经夹血块，用益母草；月经淋漓不尽，用茜草、仙鹤草凉血止血。本病先期忌用面膜，以防感染，待脓点消退，皮肤平复，才宜面膜治疗。饮食上忌鱼虾等易过敏之品。注意手部卫生，前额头发不宜过长，恐细菌、霉

周德丽

菌、螨虫感染。注意睡眠时间不宜过晚，西医学认为，生物美容时间为午夜12时至2时，故一般强调最好晚12时之前休息为好。

周德丽点评："诸痛痒疮，皆属于心"，治疗时用五味土茯苓汤，方中多清热凉血解毒之品，用土茯苓祛湿毒是本方的重点。使用面膜乃拔毒美容法，用在痤疮平复后，取药末调纯牛奶或芦荟汁外敷面部做面膜用，睡前敷用2小时后除掉，取药物由皮肤直接吸收以达病所的功能。

验案5：陆某，男，30岁。初诊日期：2009年12月1日。

主诉：遗精次频半年。

现病史：患者近半年来反复出现遗精，每周3～4次，难入寐，多梦，活动时眼花，气短乏力，精神萎靡，心烦，口干，纳食正常，二便正常。舌质红，苔黄，脉弦细。

既往史：无特殊。

过敏史：否认药物、食物过敏史。

查体：无异常。

中医诊断：遗精（心肾不交，肾虚不固）。

西医诊断：遗精。

治则：补肾涩精，交通心肾。

方药：知柏八味汤合固精汤加减。

知母10g，黄柏10g，生地黄10g，熟地黄10g，淮山药20g，牡丹皮10g，山茱萸10g，泽泻10g，茯苓10g，金樱子10g，芡实10g，煅牡蛎15g，酸枣仁10g。配方颗粒，15剂，每日1剂，水冲服。另忌饮酒，忌食狗肉、羊肉、养殖的鱼等。

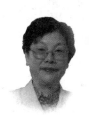

二诊（2009年12月17日）：服药15剂，遗精次数减少，夜寐时间延长，目眩，气短乏力，精神好转，心烦、口干渐减。舌质红，苔薄黄，脉弦细。经滋肾填精、济水降火治疗，诸症见好。继服上方7剂。

三诊（2009年12月25日）：服药7剂，患者近1周未见遗精，病退大半，精神好转，夜间梦少，但出现痰多、干呕、肢麻的情况。舌质红，苔薄黄，脉弦滑。临证责之心、脾、肾俱虚，治疗宜脾肾双补，补益肾精，健脾化痰，交通心肾。改方为清心健脾除痰验方合知柏地黄汤加减。

黄连10g，生地黄15g，当归10g，酸枣仁10g，莲子10g，知母10g，黄柏10g，淮山药20g，牡丹皮10g，山茱萸10g，泽泻10g，茯苓10g，砂仁6g，太子参10g，鸡血藤15g，杏仁10g。配方颗粒，15剂，每日1剂，水冲服。

四诊（2010年1月10日）：精神振作，呕吐止，未见咳痰，眠可，肢麻减，已半月未见遗精。舌质红嫩，苔薄白，脉细滑。遗精并非只与心、肾有关，与肝、脾关系亦密切。《医宗必读》曰："治之之法，独因肾病而遗者，治其肾；由他脏而致者，则他脏与肾两治之。"本案经心、脾、肾同治，君火平，相火降，肾元渐充，精血闭藏，病情好转稳定。上方减杏仁、鸡血藤，继服7剂。

五诊（2010年1月18日）：病情好转稳定。

按语及体会：遗精者，多责之于心、肾，并与脾、肝密切相关。《类证治裁》曰："凡脏腑之精，悉输于肾，而恒扰于火，火动则肾之封藏不固，心为君火，肝肾为相火，君火一动，相火随之，而梦泄焉。"强调"有梦为心病，无梦为肾病"，认为"有梦治心，无梦治肾"。治疗上妄梦而遗者，当泻火以宁水，用清心莲子饮；肾阳亏损者，当温肾固精，用右归丸、金锁固精汤；肾精不足、相火妄动，宜滋阴降火，用知柏八味汤；肝郁者，用丹栀逍遥散。本案患者属肾精不足、相火妄动，予知柏八味汤降火宁心，金樱子、芡实、煅牡蛎收敛固精；后改方，方中用砂仁、茯苓、杏仁健脾祛痰。由于精血同源，予鸡血藤养血活血通络。药证合拍，阳固阴秘，方可见效。另外，食物中温补之品可助相火，养殖的鱼含激素，故不宜服用。

周德丽点评：本案患者常有所思不遂，肝火内郁，肝肾同源，肝火郁久损伤肾阴，肾阴不足，下焦龙雷之火扰精外出，封藏失职，故治本病先健脾胃，旺生化之源，并疏肝解郁，同时用滋阴清热固精之品。

验案6：谭某，女，72岁。初诊日期：2009年10月9日。

主诉：头痛、耳鸣、口干口苦2个月。

现病史：患者自诉于2个月前无明显诱因下出现头胀痛，以两侧为重，伴耳鸣，口干口苦，心烦易怒，上肢麻木，纳可，寐差，大便时结，2～3日一行。曾到其他医院就诊，未见好转，仍觉不适，遂来我院就诊。

既往史：无特殊。

过敏史：未发现特殊药物、食物过敏史。

查体：血压130/80mmHg，精神欠佳，营养中等，心肺检查未见异常，腹平软，右上胁肋部有轻压痛，无反跳痛。舌红苔白，脉弦细。

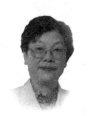

中医诊断：头痛（肝阳上亢）。

西医诊断：头痛。

治则：平肝潜阳息风。

方药：龙胆泻肝汤合胃舒散加减。

葛根20g，天麻10g，丹参10g，生地黄10g，川黄连10g，龙胆10g，山栀子10g，枸杞子10g，菊花10g，鸡血藤10g，泽泻15g，甘草10g，海螵蛸20g，浙贝母12g，佛手10g，法半夏10g。配方颗粒，7剂，每日1剂，水冲服。

二诊（2009年10月17日）：头痛明显缓解，时有耳鸣，睡觉较前明显好转。肝失条达，肝郁阳亢，阳亢火生，上扰清窍，发为头痛。虽经平肝潜阳息风，但肝阳未平，症状未能完全好转。维持上方不变。

三诊（2009年10月23日）：偶有胁肋痛，纳寐皆可。肝失条达，疏泄失常，肝气郁滞，故发为胁肋痛。维持上方不变。

四诊：十月底来复诊，患者已无明显症状。嘱患者不适随诊。

按语及体会：头痛首辨是外感还是内伤。大抵外感多实证，治以疏风祛邪为主；内伤头痛多虚证，治以平肝滋阴、补气养血、化痰祛瘀等为主。但由痰饮、瘀血所致者，为虚中有实，应当分别辨证施治。根据中医经络辨证的理论，如痛在脑后，上至颠顶，下连于项，多太阳经风郁，宜用川芎、羌活、蔓荆子、紫苏叶；痛在左右头角，并连及耳部，多少阳经火郁，宜用菊花、牡丹皮、山栀子、桑叶、钩藤；痛在前额及眉棱骨处，多阳明经热郁，宜用葛根、白芷、石膏；痛在颠顶，或连于目系，为厥阴经头痛，宜用吴茱萸、生姜。本案患者急躁易怒，情志不遂，肝失条达，肝郁阳亢，阳亢火生，上扰清窍，发为头痛，用龙胆泻肝汤合胃舒散平肝潜阳息风。

周德丽点评：《素问·至真要大论》云："诸风掉眩，皆属于肝。"老年人头痛，上肢麻木，多因肝肾不足，太阳经脉不利，督脉亏虚，相火偏旺，故用葛根疏利太阳之经脉，天麻、龙胆泻肝降火，枸杞子、菊花柔肝养肝，头痛、肢麻得愈。

验案7：莫某，女，53岁。初诊日期：2009年9月18日。

主诉：反复咳嗽气喘20年余，再发加重半年。

现病史：患者咳嗽气喘多年，每因受凉及季节变化诱发，发作时不能平卧。西医诊断为慢性支气管炎、支气管扩张症，长期治疗，效欠佳。伴见胃脘痞胀，经胃镜检查为慢性浅表性胃窦炎，要求中医治疗。现症见：咳嗽气喘，咳痰色白黄，痰稀带泡沫，胸满闷，夜间不能平卧，但无喘哮声，口淡，伴胃脘胀满，嗳气，纳差，时有反酸，肢体困倦，大便溏烂，小便色清。

既往史：有慢性支气管炎、支气管扩张症及慢性胃炎病史。

过敏史：未发现特殊药物、食物过敏史。

查体：神清，精神疲惫，面色㿠白，微浮，呼吸稍喘促，两肺呼吸音粗，未闻及哮鸣音，心音正常。腹平软，上腹部轻压痛，反跳痛，肠鸣音正常。舌质嫩红，苔根白厚，脉沉细。

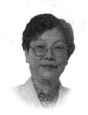

中医诊断：咳嗽（肺肾两虚）；痞证（脾胃虚寒）。

西医诊断：慢性支气管炎；支气管扩张症；慢性浅表性胃窦炎。

治则：补土生金，健脾宣肺，化痰平喘。

方药：陈夏六君汤合定喘汤加减。

陈皮10g，法半夏10g，木香6g，砂仁6g，党参15g，白术10g，茯苓10g，淮山药20g，杏仁10g，前胡10g，桔梗10g，款冬花10g，桑白皮10g，木蝴蝶10g，厚朴10g，甘草10g。配方颗粒，7剂，每日1剂，水冲服。

二诊（2009年9月26日）：服药7剂后，喘咳已减，纳食好转，肢倦乏力减轻，胃脘痞胀消失，仍诉口淡。肺气得降，脾气健旺，痰邪得以慢慢清除，咳喘、纳食、胃脘痞胀明显好转，然中寒尚未除尽，故口淡仍在。上方加干姜6g。

三诊（2009年10月4日）：服药7剂后，患者咳痰少，喘咳已平，睡眠佳，纳食佳，口淡好转，已无明显不适。患者脾气健旺，气血调达，滋养肺卫，肺气得复，痰邪清除，肺司通调之职恢复，水精四布，五经并行，肾司纳气功能恢复，咳喘得平。

按语及体会：咳嗽首先辨外伤还是内伤，外感咳嗽为六淫外邪侵袭肺系，内伤咳嗽为脏腑功能失调，内邪干肺。咳嗽之所以难治，是因咳嗽根由甚多，不单是肺。它常与肝、脾有关，久则及肾。通过痰的色、质、量、味可辨别咳嗽的病变部位和寒热虚实。有声无痰者，责之于肺，多属阴虚肺燥；有痰无声者，责之于脾，多属脾虚不运，湿邪内阻，痰浊上干于肺；有声有痰者，肺气初伤，继有脾湿，属肺脾两脏同病。因此，辨痰之有无，可以辨别病变部位。痰白有泡沫者，多属风寒；痰黄稠浊者，多属肺热；痰白质稠量多者，多为脾湿；痰白清稀冷唾者，多为肺寒；痰质胶固，黏稠量少，不易咳出者，多为肺燥；炼液为痰者，痰多黄稠，多因邪火；水泛为痰者，痰液清冷，多为脏气虚寒。患者肺脏疾病迁延不愈，阴伤气耗，肺的主气功能失常，以致肃降无权，肺气上逆作咳。又兼久患胃脘胀满，脾土久虚，脾为生痰之源，土虚不能生金，发为喘逆，痰阻气道，则气逆不能平卧，后几经补土生金而愈。

周德丽点评：本案之喘咳，属西医学之支气管扩张症。本病治肺肾，世人皆知，但对本案患者而言，治肺肾的同时还要注重健脾疏肝。《素问·玉机真脏论》云："五脏者皆禀气于胃，胃者五脏之本也。"患者久患喘咳，又久患胃病，现脾虚，土不生金，金不生火，咳喘愈盛，故治喘的同时又注重调治脾胃，使气血旺盛，水湿健运，痰证自消，气道畅通，肾纳气功能恢复，咳喘自平。

验案8：周某，男，33岁。初诊日期：2009年9月23日。

主诉：反复头晕、耳鸣1个月。

现病史：患者自诉于1个月前无明显诱因下出现头晕困倦，伴耳鸣，无耳聋，颧红咽干，手心灼热，纳可，寐差，小便清，大便结、质硬，日行1次。曾到其他医院就诊，未见好转，仍觉不适，遂来我院就诊。

既往史：无特殊。

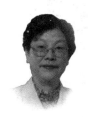

过敏史：否认药物、食物过敏史。

查体：血压110/70mmHg，神清，精神不振。舌红苔厚，脉弦细滑。心肺查体无特殊，全腹平软，脐周轻压痛，无反跳痛，肠鸣音正常。

中医诊断：眩晕（痰湿中阻）。

西医诊断：颈椎病。

治则：化湿祛痰，滋阴清热。

方药：葛根天麻丹参汤加减。

葛根20g，天麻10g，丹参10g，枸杞子10g，菊花10g，龟甲10g，酸枣仁10g。配方颗粒，7剂，每日1剂，水冲服。

二诊（2009年9月30日）：服药7剂后，仍有头晕，身体倦怠较前减轻，痰多色白，无咳嗽，纳可，寐差，小便清，大便仍结，呈颗粒状，色黄，日行1次，口唇脱皮。改方如下。

熟地黄10g，知母10g，黄柏10g，山茱萸10g，龟甲10g，杏仁10g，前胡10g，蒲公英15g，芦根10g，桔梗10g，佛手10g，法半夏10g，白术10g，茯苓10g，甘草10g。配方颗粒，7剂，每日1剂，水冲服。

三诊（2009年10月7日）：服药7剂后，症状明显减轻，偶有倦怠，纳寐可，二便调。患者肾精仍有不足，阴虚渐渐得复，痰邪未除尽，症状未完全消失。继服上方。

四诊：患者10月中旬来复诊，已无明显不适。阴虚得复，痰邪已除，症状消失。嘱其不适随诊。

按语及体会：眩晕的病机不外乎虚实两端，虚为髓海不足，或气血亏虚，清窍失养，实为风火痰瘀扰乱清空，但在眩晕的病变过程中，各证候常相互兼夹或相互转化，故临床上多虚实夹杂的证候。本案患者饮食失节，嗜食肥甘，损伤脾胃，水湿内停，积聚生痰，痰阻中焦，清阳不生，头窍失养，发为眩晕；郁久化热，痰火为患，火盛伤阴，形成阴亏于下、痰火上蒙的复杂局面。

周德丽点评：《素问·至真要大论》曰："诸风掉眩，皆属于肝。"古人认为，无虚不作眩，无痰不作眩。风、痰、虚乃病之本，舌脉为证也。本案治以滋阴清热、化湿祛痰，重用葛根以解太阳之颈项强几几，仿葛根汤之义也。

验案9：彭某，女，35岁，农民。初诊日期：2009年5月15日。

主诉：反复发热3月余。

现病史：患者3个月来长期低烧，到某医院血液病科，诊断为地中海贫血。就诊时发现脾脏肿大，有脾机能亢进症，医生动员切脾治疗，患者及家属拒绝手术，遂来我院求诊。患者诉纳食欠佳，肢倦乏力，头昏，心悸，全身灼热、疼痛，每日发低烧多见于下午及劳累后，左胁部有灼热感，自扪及胁下肿块，大便干结，小便正常，睡眠不稳，月经来潮尚正常，行经后左胁瘀块可有增大的感觉。

既往史：无特殊。

月经史：月经来潮尚正常。

查体：每日体温36.3℃～37.8℃，神清，精神差，面瘦削，面色苍黄而皮粗糙，四肢消瘦如柴，腹部肌肤甲错，有鳞屑脱落，脘腹压之坚硬，肌肤微灼热，左胁下可触及

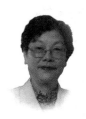

巨大瘀块，压之胀，推之不移。舌质红嫩有瘀斑，苔黄干、中有裂纹，脉滑细涩。

　　辅助检查：肝胆脾B超示：脾脏在左胁下11.5cm。

　　中医诊断：虚劳（阴虚火旺，瘀血内结）。

　　西医诊断：地中海贫血；巨脾；发热。

　　治则：滋阴清热，活血软坚散结。

　　方药：秦艽鳖甲汤合自拟扶免消癥汤加减。

　　秦艽10g，鳖甲10g，地骨皮10g，当归6g，青蒿10g，生地黄10g，牡丹皮10g，生牡蛎15g，桃仁10g，太子参15g，淮山药20g，茯苓10g，甘草10g，大枣15g，神曲10g，黄精15g，女贞子10g。配方颗粒，30剂，每日1剂，水冲服。

　　二诊：服药1个月后，体温由最高37.8℃、每日3次降到37.5℃、每日1次，纳食增加，精神好转，头昏诸症好转，午后、傍晚时体温37.5℃，月经来潮正常，经后感左胁瘀块增大。效不更方，继服1个月。嘱增加营养，少劳累。

　　三诊：服后，体温正常，无发热，纳寐可，二便调。效不更方，继服1个月。

　　四诊：连续服药3个月后，每日下午患者体温为37.2℃，无发热感觉，纳食正常，能下地参加轻农活。

　　五诊：连续服药6个月，体温正常，肿块继续缩小。肝胆脾B超示：脾在左胁下5.6cm。

　　按语及体会：患者舌红润有瘀斑，左胁肿块巨大，推之不移，腹部肌肤甲错，鳞屑脱落，脉涩，是瘀血证，但审其病之由来却是由于西医学之地中海贫血。地中海贫血

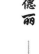

是一种遗传基因缺陷性疾病，该病由先天遗传、后天失养所得，脏腑气血津液亏虚，虚火内炽，灼伤气津，阴虚生内热，故而低烧反复不愈，愈虚愈热，愈热愈虚，由阴虚致血行不畅，瘀血内停而为瘀块，临床上表现为一系列虚损的症状，后期合并有脾脏肿大、发热等。中医辨证该疾病时多从气血津液虚损论治，重视脾肾调理。《素问·调经论》说："阳虚则外寒，阴虚则内热。"正气虚弱，真元不足，内伤发热，积聚内生。明代张景岳明确提出："凡脾肾不足及虚弱失调之人，多有积聚之病。"因此，治疗时用软坚散结之秦艽鳖甲汤合周德丽教授的自拟扶兔消癥汤治之。地骨皮、秦艽、青蒿、牡丹皮清虚热治标；生地黄、当归、鳖甲养血滋阴潜阳而软坚；太子参、淮山药、茯苓、大枣、甘草、女贞子、神曲益气健脾，补水谷气血之源；桃仁、生牡蛎活血软坚。调理脾肾，活血消癥，盖脾肾之气壮，瘀血消除，营卫通，壅热得退，虚热自愈。

周德丽点评：本案发热属内伤阴虚发热不难辨出，但瘀血发热是本案病机的一个关键，如果只是滋阴清热而不软坚活血消癥，则气血仍旧壅滞而为热，体内邪气不除，症亦难全解，以致缠绵难愈。调理脾胃用养阴益气扶兔之太子参、淮山药、茯苓、甘草（养阴四君子）甘寒益脾补肺，而不用甘温气燥之品（党参、白术），此为用药上的独到之处。

年　谱

1940年10月7日　出生于广西壮族自治区桂林市。

1947年　入读桂林市国民第一实验小学，学习成绩优秀。

1954年　小学毕业，考入广西师范学院附属中学。

1957年　以优异的成绩考入桂林市第一中学。

1958年　参加全民大炼钢铁运动，夏天下乡支农。

1960年　考入广西中医高等专科学校（现广西中医药大学），学制五年。

1964年　在广西柳州市人民医院实习，跟师名老中医黄惕生、叶春，颇得二老真传，对今后医业的精进有着深远影响。

1965年　实习结束，分配到南宁市邕宁区人民医院中医科。

1966年　乙型脑炎流行，周德丽到乙脑病房工作，运用中医温热病卫气营血辨证对乙脑患儿进行治疗，自制熊胆液，改进古方止痉散，救了38名幼儿的生命。

1966年　向草医学习自行加工中药，自制单方、膏、丹、丸、散等，用于临床，治疗恶性肿瘤、骨伤、痔瘘等疾病。

1967年　到广西中医学院（现广西中医药大学）进修，学习正骨和痔瘘的治疗技术，为医疗工作充电。

1970年　回到邕宁区人民医院开展中医骨伤治疗工作，创办痔瘘手术室。撰写论文"温病治法辨证治疗乙型脑炎38例体会""秘方三七花炮制法和抗甲肝复发的研究"，均发表在柳州市中医学会学术年会论文集中。

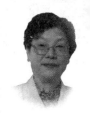

1971年　调到柳州钢铁厂职工医院，撰写论鼓胀的文章，发表于《广西中医药》杂志；撰写论文"开阖汤治疗咳嗽76例"，发表于《新中医》杂志；撰写的"逍遥散验方治胃脘痛""附子饭治寒痢""辨病尤需辨证"发表于《南方医话》。

1973年　当选柳州市中医药学会常务理事、柳州市中医院内科学组组长。

1978年　晋升为柳州市第一批中医内科主治医师。

1981年　加入中国共产党。

1982年　多次出席先进生产（工作）者代表大会。

1983年　参加广西中医学院经典著作学习班，结业后任柳州市中医经典著作学习班教员。

1986年　晋升为副主任医师、柳州钢铁厂职工医院中医科主任，创立柳钢医院中医病房。

1988年　调到广西中医学院第一附属医院（现广西中医药大学第一附属医院）内三科（肿瘤科）工作。

1990年　在《广西中医药》发表论文"辨证治疗癌症患者头发微量元素的变化及其临床意义"。

1991年　调任广西中医学院第一附属医院医务科科长，当选为南宁市中医药学会理事。

1993年　担任医务部、科技部、医疗设备部3个部门部长；在《广西中医药》发表论文"消化性溃疡治疗消化性溃疡临床观察（附40例对比分析）"，并获全区优秀科技论文三等奖。

1994年　晋升为中医内科主任医师，任《广西中医

周德丽

药》编委。

1997年　任广西壮族自治区卫生厅重点资助课题"海参猴桃液对免疫杀伤细胞的正向调节研究"第一负责人，制定了用生物工程手段从细胞分子生物学角度来研究中药抗肿瘤的科研方案，并亲自参加实验室具体操作，从分子生物学揭秘中草药抗肿瘤机理。

1999年　参加在德国慕尼黑召开的传统中医药大会，在大会上发表论文"逍遥散验方治疗胃脘痛（附42例对比分析）"，同时刊登在《环球》杂志上。

2000年　课题"海参猴桃液对免疫杀伤细胞的正向调节研究"获广西壮族自治区卫生科技进步三等奖；参加国际传统医药大会、全军免疫学学术会议、全国肿瘤生物治疗大会，均获论文证书；在国家核心期刊发表论文4篇；被聘为广西中医学院第一附属医院肿瘤学术带头人。

2001年　被评为广西名老中医，聘为广西中医学院传统中医班师带徒导师。

2008年　经人事部（现人力资源和社会保障部）、卫生部（现国家卫生健康委员会）和国家中医药管理局遴选，被确定为第四批全国老中医药专家学术经验继承指导老师。

2011年　《周德丽——疾病与希望》一书由中国中医药出版社出版发行；被广西中医学院第一附属医院授予"终身荣誉奖"。

2012年　广西壮族自治区卫生厅、广西壮族自治区人力资源和社会保障厅授予周德丽教授首批"桂派中医大师"的称号。